U0397494

上海市教育科学研究院普通教育研究所 40 周年学术丛书

# 幼儿健康监测与促进研究

## 从大数据发现到微系统改善

潘　琼◆著

华东师范大学出版社

上　海

图书在版编目(CIP)数据

幼儿健康监测与促进研究：从大数据发现到微系统改
善/潘琼著. —上海：华东师范大学出版社，2022
ISBN 978 - 7 - 5760 - 3363 - 2

Ⅰ.①幼…　Ⅱ.①潘…　Ⅲ.①幼儿-健康-监测-研
究　Ⅳ.①R174

中国版本图书馆 CIP 数据核字(2022)第 207384 号

# 幼儿健康监测与促进研究
从大数据发现到微系统改善

著　者　潘　琼
策划编辑　朱妙津
组稿编辑　蒋　将
责任编辑　胡瑞颖
责任校对　时东明　谭若诗
装帧设计　冯逸珺

出版发行　华东师范大学出版社
社　　址　上海市中山北路 3663 号　邮编 200062
网　　址　www.ecnupress.com.cn
电　　话　021 - 60821666　行政传真 021 - 62572105
客服电话　021 - 62865537　门市(邮购)电话 021 - 62869887
地　　址　上海市中山北路 3663 号华东师范大学校内先锋路口
网　　店　http://hdsdcbs.tmall.com

印 刷 者　上海龙腾印务有限公司
开　　本　787 毫米×1092 毫米　1/16
印　　张　12.5
字　　数　201 千字
版　　次　2022 年 11 月第一版
印　　次　2022 年 11 月第一次
书　　号　ISBN 978 - 7 - 5760 - 3363 - 2
定　　价　48.00 元

出 版 人　王　焰

# 序

　　幼儿健康是儿童早期发展的重要领域之一，一直以来备受大家的关注，大到国际组织层面、国家层面，小到每个个体，都对幼儿健康非常关心和重视，并都有相应的诠释。世卫组织在 2010 年发布了《关于身体活动有益健康的全球建议》，2019 年专门针对 5 岁以下儿童再次发布了《5 岁以下儿童的身体活动、久坐行为和睡眠指南》。《中国儿童发展纲要（2011—2020）》对"儿童与健康"提出了明确的目标，并进行了指标数据监测，体现了健康已经被提升到了国家战略的高度。教育部《3—6 岁儿童学习与发展指南》在健康领域借鉴了世卫组织的健康定义，认为健康"是指人在身体、心理和社会适应方面的良好状态"，具体包含"身心状况""动作发展""生活习惯与生活能力"三个方面。从学术研究来看，一直以来，幼儿的身心发展、动作发展、生活习惯与生活能力培养都是学前教育界研究的重要主题，这些领域的研究已积累了丰硕的成果。但在大数据背景下，如何对获取的大数据进行深度挖掘，挖掘出有价值和有意义的信息，并应用到幼儿园、家庭的健康教育实践中，进行微系统的改善，实现健康教育促进，还有许多问题值得探讨。

　　本书的作者——上海市教育科学研究院普通教育研究所学前教育研究室潘琼老师带领的团队，在这方面作了大量的研究和有益的实践尝试。通读全书，深深感受到本书充分体现了在潘琼老师的带领下，教师们倾情投入上海市教育科学研究项目"幼儿健康测查与个性化评估的开发研究"（项目编号 B14064）所获得的重要研究成果，给幼儿园开展幼儿健康教育带来了新的视角和创新实践。有四点让我印象非常深刻：

1. 工具研制的严密性。为了开发幼儿健康测量与评估工具，首先从达标视角、主体视角及生态系统中探寻幼儿健康的"真谛"，并明确了幼儿健康监测指标的开发设计原则，在此基础上，开发了幼儿健康监测指标的结构与内容，综合运用观察法、行动研究法、文献研究法、访谈法等研究方法，对幼儿开展在园一日生活非参与式跟踪观察，通过对其一日生活中的行为特征与健康水平的比较分析，同时查阅和参考国内外儿童观察工具，提炼和梳理出幼儿健康的日常观察指标，并以访谈等方式征求专家和一线教师的意见，设计开发幼儿健康个性化评估教师观察工具。通过自下而上的聚焦和自上而下的采择匹配相结合，不断修正指标框架内在逻辑的合理性。书中把工具研制的过程清晰地呈现了出来，可以举一反三，给其他研究者以启示和借鉴。

2. 问题的导向性。这本书的一大特点，也是亮点，即在每一章节的结尾，总是会提出各种引人深思的问题。如第一章第二节中这样写道，"我们再一次提出与饮食健康相似的疑问：这些指标的要求是幼儿自然接受的吗？如果不作要求并且也不作限制，幼儿是否会自发地积极投入运动之中呢？幼儿享受运动时光吗？对于积极投入运动的幼儿，结果性指标是否仍然那么重要呢"。第二章结尾处这样写道，"幼儿健康的发展变化并不是一个简单的线性过程，而是在环境系统中动态变化的，系统发展论为幼儿健康的研究提供了一个非常有前景的视角，本研究从评估的可操作性角度提出了递进式的指标框架，其如何与系统发展观呼应，将幼儿健康的线性指标与非线性的生态环境改善有效结合，尚有较大的研究空间"。体现出作者以问题为牵引，引召着读者的思绪和目光，让读者欲罢不能。

3. 改进的循证性。正如书的副标题——从大数据发现到微系统改善，本书基于幼儿健康监测所采集的各类数据，进行大数据挖掘，在单变量描述性统计方面，主要是进行了幼儿健康行为与健康指南的比较；在双变量推断性统计方面，主要是寻找幼儿健康的差异关系，还进行了多元线性回归分析，用以发现幼儿健康的影响因素；且基于智能硬件数据采集进行了幼儿健康测查分析等。在此基础上，通过幼儿健康观察评估的实施及根据教师反馈对工具进行园本/班本化的深度开发与应用，体现在微系统的改善中，基于对幼儿发展连续性的充分认识，观察评估成为一个前后关联的过程，而且与课程、与师幼互动发生了更为紧密的联结。通过"行动—反思—调整—再行动"的路径，不断优化并最终形成适宜的"园本化"评估工具。

4. 家园的协同性。幼儿的日常生活衔接于家庭和幼儿园两个主要场域间，其健康行为也是在两个场域的共同影响下逐渐形成的。从教育出发的幼儿健康评价分析与干预，只有立足于家庭环境与幼儿园环境的同向发力，才能达成事半功倍的效果。本书以家园共同面临的问题——幼儿屏幕暴露为切入口，从家长视角、教师视角了解其各自对幼儿屏幕暴露的态度和做法，分析家长视角与教师视角间的异同。可以欣喜地看到，已有相当部分教师认识到这一问题的重要性，主动与家长就幼儿屏幕暴露问题进行沟通、交流。本书还从"情景""活动""角色"和"人际关系"等角度进行分析，提出了从依托环境特征和改善人际生态两方面共同着手，为进一步的实践研究提供了一个探索的方向。

潘琼到普教所工作没多久，就申报立项了上海市市级教育科研项目，孜孜以求，执着投入，不断耕耘。这几年的成长变化，特别是在本书中体现出的研究水平和能力，是非常令人欣喜的。

迈向现代化的上海教育必须回答"培养什么样的人、怎样培养人、为谁培养人"这一深刻的命题，在当前强调五育并举的背景下，这本书中所体现的理念和做法，对于破解学前教育存在的重智轻德、重智轻体等问题很有启发，对于如何尊重生命自然成长的规律，以儿童为本，优化幼儿健康成长的环境也有非常大的借鉴意义。

上海已经把促进"幼有善育"作为进一步提升城市温度、实现品质生活的重要抓手，推动幼儿发展的研究与实践还任重道远，愿有更多的研究者加入到幼儿健康研究的队伍中来，能及时回应政府和社会需求，产出更好更多的科研成果，让每一位幼儿健康快乐地成长！

上海市教科院普教所党支部书记、副所长、研究员　黄娟娟

2022 年 6 月

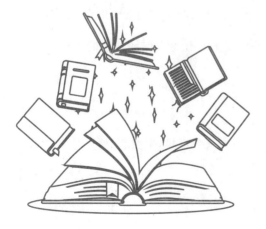

目
录

1　　**第一章　视角：达标·主体·生态**

3　　　第一节　达标视角下的幼儿健康

16　　　第二节　主体视角下的幼儿健康

28　　　第三节　生态系统中的幼儿健康


35　　**第二章　工具：测量与评估**

37　　　第一节　幼儿健康监测指标的探索与开发

43　　　第二节　幼儿健康的个别化观察与评估


63　　**第三章　发现：数据挖掘与观察识别**

65　　　第一节　从大数据看幼儿健康

82　　　第二节　幼儿健康观察评估的应用与发现

95　　　第三节　信息化技术在幼儿健康监测中的融合应用


109　　**第四章　行动：构建积极的幼儿健康微系统**

111　　　第一节　园本/班本的幼儿健康观察工具开发与应用

127　　　第二节　基于证据的幼儿健康课程反思与改进

141　　　第三节　生态视角下幼儿健康家园共育的观察与应对


153　　**第五章　反思：时代背景与理念定位**

155　　　第一节　教育现代化视域下的幼儿健康监测

161　　　第二节　对幼儿健康及其支持环境的审思


167　　**附录一**　幼儿健康观察与评估工具

173　　**附录二**　幼儿健康观察与评估操作手册


191　　**后记**

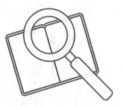

# 第一章

## 视角

### 达标·主体·生态

健康,是每个人来到人世间获得的第一个祝福。

在幼儿的大部分日常生活语境中,"健康"的含义比较简单通俗——健康就是不生病,吃得下,睡得好。也正因此,专业领域对幼儿健康的观照首先与医学紧密相关,特别是在幼儿还不能描述和表达自己感受的低龄阶段,医生的生理检查指征是判断幼儿健康的重要依据。随着幼儿生长发育过程中动作能力的不断发展,健康与运动的关系也逐渐显现出来。国家体育总局自 2000 年起每五年一次的国民体质监测工作将 3—6 岁幼儿也纳入监测对象,体质测查数据也成为判断幼儿健康的一个角度。在教育领域,学前教育始终将幼儿健康放在教育目标的首位。教育部颁布的《3—6 岁儿童学习与发展指南》(2012)中提出:"发育良好的身体、愉快的情绪、强健的体质、协调的动作、良好的生活习惯和基本生活能力是幼儿身心健康的重要标志。"这一描述涵盖了身体、心理和生活适应等多个方面,体现出"健康"概念的完整性。

世界卫生组织早在 1946 年就将"健康"定义为:健康是一种身体的、心理的以及社会的健全状态(well-being),而不仅仅是免于疾病或体弱(disease or infirmity)。[①] 这一定义对现代"健康"概念的内涵确立具有重要意义。首先,其突破了健康与疾病的狭隘对应关系,与"无疾病"相比,"健康"代表着一种更为积极完好的状态;其次,该定义也突破了"健康"的医学属性界限,反映出医学研究不能涵盖所有的健康问题,不仅如此,健康问题可能需要自然科学与社会科学的共同合作;最后,"社会的健全状态"揭示了"健康"不仅可以是个体的单独属性,同时也包含了个体与相关群体之间的关系属性。

与成人一样,幼儿健康也是身体、心理和社会的综合状态。由于健康概念的多元复杂性,如何全面理解和评估幼儿健康也变得更加困难,这为健康研究开拓出广阔的空间。本章尝试从健康概念不断发展的递进视角,逐层阐述对幼儿健康的理解,也为后续章节的讨论奠定基础。

---

① WORLD HEALTH ORGANIZATION Interim Commission. OFFICIAL RECORDS OF THE WORLD HEALTH ORGANIZATION NO. 2: SUMMARY REPORT ON PROCEEDINGS MINUTES AND FINAL ACTS OF THE INTERNATIONAL HEALTH CONFERENCE [R]. Geneva: WHO, 1946.

# 第一节　达标视角下的幼儿健康

尽管很难有一个全面完整评估健康的概念化方案，但由于幼儿健康水平是衡量一个国家社会发展水平的重要指标，也是一个国家未来人口素质的决定因素，因此通过可测量的指标工具和可操作的行动指南评估幼儿健康状况并提供健康指导是非常重要的。由于健康概念的丰富内涵，不同国家、不同机构为评估与监测幼儿健康所制定的指标也有不同的依据和操作框架：在国际组织层面，以世界卫生组织（WHO）为例，作为联合国系统内卫生问题的指导和协调机构，其宗旨是使全世界人民获得尽可能高水平的健康，其负责拟定的规范和标准不仅包含"健康"的整体性框架，同时也会根据各国的相关研究持续更新和发布各类子专题的指导建议，以便向各国提供技术支持，并监测和评估卫生趋势；在国家层面，许多国家都依托相关部门或机构发布了儿童健康指标体系，为构筑儿童健康的整体评估框架形成了基础；具体到健康的各相关领域，通过专业人员更为细致和深入的研究，则形成了丰富的各类健康相关指标。

## 一、世卫组织健康标准和健康指南

世界卫生组织在其健康定义的基础上，进一步提出了健康的 10 条标准：①有充沛的精力，能够从容不迫地应付日常生活和工作；②处事乐观，态度积极，乐于承担任务不挑剔；③善于休息，睡眠良好；④适应能力强，能适应外界环境的各种变化；⑤能够抵抗感冒和一般性疾病；⑥体重适当，体态匀称，头、臂、臀比例协调；⑦反应敏锐，眼睛明亮，眼睑不发炎；

⑧牙齿清洁、无缺损、无疼痛，牙龈颜色正常，无出血；⑨头发有光泽，无头屑；⑩肌肉和皮肤富有弹性，走路轻松。① 世卫组织的上述标准采用了通俗易懂的具体描述方式，更易于帮助普通民众了解日常生活中如何判断个体的健康状况。

　　随着大数据的日益累积和相关分析的持续跟进，在健康影响因素的研究方面不断取得重大进步，除了饮食、卫生等原因以外，身体活动对健康的重要性日益成为专业共识。世卫组织在 2010 年发布了《关于身体活动有益健康的全球建议》，面向国家层面的政策制定者，针对 5—17 岁、18—64 岁和 65 岁及以上三个年龄组人群提供了具体建议。由于前期缺乏关于幼儿体力活动充足性的对比数据，直到 2019 年，世卫组织才再次发布了《5 岁以下儿童的身体活动、久坐行为和睡眠指南》（以下简称《指南》），填补了其早前关于身体活动的全球建议中该年龄段的空白。

　　《指南》指出：身体活动不足被认为是影响全球死亡率的主要风险因素之一。根据世卫组织的统计，超过 23％的成年人和 80％的青少年在日常生活中未能达到足够的身体活动水平。现代社会中，久坐不动、长时间屏幕暴露等行为特点正变得越来越普遍，而这些特点在低龄儿童中也逐步显现。幼儿时期是身体和认知快速发展的时期，同时也是习惯养成、生活方式建立和适应的重要阶段，早期形成的生活行为方式会影响个体一生的身体活动水平和模式。世卫组织收集的证据表明，久坐等行为方式会带来不良的健康后果，可能与儿童和青少年的超重、肥胖以及青少年的心理健康问题有关。

　　基于儿童健康福祉的目标，在进行了广泛的证据收集和论证后，《指南》对 5 岁以下儿童在一天 24 小时内身体活动、久坐及睡眠的适宜时长提供了全球性指导文本，并特别关注了儿童屏幕暴露的时长限制，为相关地方政策的制定提供了科学依据，也为从事早期教育服务的专业人士提供了合理参考。在具体建议的表述上，《指南》从时间维度切入，将一天 24 小时视作由睡眠时间、久坐时间和低强度、中等强度和高强度身体活动时间组成，聚焦 5 岁以下儿童每天应在各类活动上花费的时间给出建议。

① Northouse P. G. , & Northouse L. L. . *Health Communication：Strategies for Health Professionals* ［M］. Connecticut：Appleton & Lange，1992. 转引自：杨忠伟. 人类健康概念解读［J］. 体育学刊，2004 （01）：132—134.

《指南》对"身体活动"的建议主要关注最低时长和强度，对"睡眠"的建议主要关注时长和作息规律，对"久坐行为"的建议主要关注最高时长，同时特别提到了婴幼儿活动受限的情况（如坐在婴儿车中），并强调了久坐时与养育者进行互动的益处。

表1-1　《指南》中关于身体活动、久坐行为及睡眠时间的建议

| 身体活动 | |
| --- | --- |
| 1岁以下 | 每天应以多种方式进行多次身体活动，特别是互动性的地面游戏；多则更好。对于还不能移动的婴儿，在每天清醒时内应至少累积有30分钟的俯卧姿势。 |
| 1—2岁 | 每天至少应有180分钟的各种强度的身体活动，包括中等到高强度身体活动；多则更好。 |
| 3—4岁 | 每天至少应有180分钟的各种强度的身体活动，其中至少60分钟中等到高强度身体活动；多则更好。 |
| 久坐行为 | |
| 1岁以下 | 受限时间（例如坐在婴儿车、高脚椅上或被养育者背着）每次不超过1小时。不建议有看屏幕时间。坐着时，鼓励与养育者一起阅读和讲故事。 |
| 1—2岁 | 受限时间或长时间坐着每次不超过1小时。对于1岁幼儿，不建议有久坐不动看屏幕的时间（例如看电视或视频、玩电脑游戏）。对于2岁幼儿，久坐不动看屏幕时间不应超过1小时；少则更好。坐着时，鼓励与养育者一起阅读和讲故事。 |
| 3—4岁 | 受限时间或长时间坐着每次不超过1小时。久坐不动看屏幕时间不应超过1小时；少则更好。坐着时，鼓励与养育者一起阅读和讲故事。 |
| 睡眠 | |
| 1岁以下 | 14—17小时（0—3个月）或12—16小时（4—11个月）的优质睡眠，包括小睡。 |
| 1—2岁 | 11—14小时的高质量睡眠，包括小睡；有规律的睡眠和起床时间。 |
| 3—4岁 | 10—13小时的高质量睡眠，可以包括小睡；有规律的睡眠和起床时间。 |

《指南》中给出了关于身体活动、久坐行为和睡眠的建议时间，同时明确：（1）这些综合建议并不能囊括幼儿一天中的每一个小时；（2）幼儿的身体活动主要表现为积极玩耍（active play）；（3）安静地玩耍（不属于身体活动的玩耍，可能在静坐的情况下进行）对发展

也非常重要，并可能有多种形式；（4）充足的睡眠对儿童从发展机会中获益很重要。因此，《指南》并不旨在解决幼儿发展的所有方面的问题，而是通过对身体活动、屏幕暴露时间、行动受约束或坐着的时间以及睡眠时间的具体建议，来助益幼儿健康这一广泛的命题，并助益幼儿教育从业者开发更具体的幼儿保育发展框架。

## 二、国内幼儿健康的监测指标与监测现状

幼儿健康是儿童早期发展的重要领域之一。在一些研究中，儿童早期发展主要涉及五个领域：健康、营养、安全与保障、回应性照顾以及早期学习。[①] 在这一框架下，"健康"领域主要包括疾病预防与治疗、免疫接种与儿童保健、清洁的水与环境等。[②] 与此同时，这些领域彼此之间也是相互关联，互相影响的。

我国现行的儿童健康指标体系以《中国儿童发展纲要》为基础。《中国儿童发展纲要（2001—2010）》在"儿童与健康"部分提出 5 大目标（提高出生人口素质、保障孕产妇安全分娩、降低婴儿和 5 岁以下儿童死亡率、提高儿童营养水平、加强儿童卫生保健教育）和 30 个具体项目。《中国儿童发展纲要（2011—2020）》进一步对"儿童与健康"的目标作了修订：删除了有关"孕产妇"的内容；补充了心理健康、环境污染及早期教育的内容，包括"降低儿童心理行为问题发生率和儿童精神疾病患病率""提高适龄儿童性与生殖健康知识普及率""减少环境污染对儿童的伤害"等；并进一步明确了部分项目的量化标准，14 条具体目标中有 8 条提出了量化指标，如第 2 条"婴儿和 5 岁以下儿童死亡率分别控制在 10‰ 和 13‰ 以下"、第 9 条"5 岁以下儿童贫血患病率控制在 12％ 以下"、第 10 条"5 岁以下儿童生长迟缓率控制在 7％ 以下，低体重率降低到 5％ 以下"等。

国家统计局根据《中国儿童发展纲要（2011—2020 年）》的监测指标数据和相关资料，在 2021 年对健康、教育、福利、环境和法律保护等五个领域的实施情况进行了终期统计监测。

① Maureen M. Black，et al.. Early childhood development coming of age：science through the life course [J]. *The Lancet*，2017，389(10064)：77 - 90.
② 崔宇杰，张云婷，等.我国儿童早期发展工作现状分析及策略建议[J].华东师范大学学报（教育科学版），2019，37(03)：107—117.

"儿童与健康"领域的监测结果表明：①

1. 儿童健康水平显著提高。由于儿童医疗保健服务能力的全面提升,出生缺陷防治取得明显成效,儿童死亡率持续下降。全国婴儿死亡率和5岁以下儿童死亡率持续下降,2020年分别为5.4‰和7.5‰,分别比2010年下降7.7个和8.9个千分点。

2. 儿童疾病防治成效显著。随着覆盖国家、省、市、县四级的免疫规划监测管理体系逐步健全,国家免疫规划疫苗接种率保持较高水平,儿童重点传染病得到有效控制。2020年,适龄儿童各种纳入国家免疫规划的疫苗接种率均接近或超过99%。

3. 儿童生长发育持续改善。通过扎实推进儿童营养改善行动,注重婴幼儿科学喂养,儿童,尤其是贫困地区儿童营养状况持续改善。2020年,全国儿童低出生体重发生率为3.25%,5岁以下儿童贫血患病率、生长迟缓率和低体重率分别为4.51%、0.99%和1.19%,分别比2010年下降0.87个、0.13个和0.36个百分点。

4. 儿童伤害得到有力控制。由于儿童伤害问题得到高度重视,儿童伤害预防工作网络不断完善,主动预防儿童伤害的意识明显提升,儿童伤害死亡率大幅下降。18岁以下儿童伤害死亡率从2010年的22.41/10万下降至2020年的11.06/10万,下降50.6%。

从上述指标框架和监测报告中可见,在儿童早期发展的框架下,幼儿健康在宏观层面的敏感指标主要聚焦于儿童死亡和伤害情况、疾病发生和免疫接种情况、营养不良及相关发育问题。已有监测结果未报告儿童心理行为问题、性健康普及情况和环境污染的伤害情况等,这些内容虽已被纳入了《中国儿童发展纲要》的发展目标,但由于心理和社会健康更多受到政治经济、社会文化等宏观背景因素的影响,定量监测相对较为困难。

## 三、幼儿健康指标体系的国际比较

### （一）美国儿童健康指标

美国自20世纪70、80年代开始创建相对连续、系统的儿童福祉指标体系,并由儿童和家

---

① 国家统计局.《中国儿童发展纲要(2011—2020年)》终期统计监测报告［R/OL］.(2021-12-21)［2022-1-28］.http://www.stats.gov.cn/xxgk/sjfb/zxfb2020/202112/t20211221_1825527.html.

庭统计协会(Federal Interagency Forum on Child and Family Statistics)发布相关统计报告。儿童福祉有许多相互关联的方面,该协会的报告确定了儿童幸福感的七个主要方面,并认为正是这些方面影响了儿童成长为受过良好教育、经济安全、有生产力和健康的成年人的可能性。这七个领域是家庭和社会环境、经济环境、医疗保健、物理环境和安全、行为、教育、健康。这些领域相互关联,对幸福感产生协同效应。报告的主体部分分别对应七个领域,并包括一套关键的国家指标。该协会在保持指标体系相对稳定的基础上,也会根据社会发展的变化,对指标内容进行相应的调整。在该协会最新发布的美国儿童福祉关键指标统计报告中,健康领域的关键指标共有 8 个,部分指标与出生情况相关,如早产和低出生体重(Preterm Birth and Low Birthweight)、婴儿死亡率(Infant Mortality);部分指标描述了典型的健康问题,包括情绪或行为困难(Emotional and Behavioral Difficulties)、青少年抑郁症(Adolescent Depression)、肥胖(Obesity)、哮喘(Asthma);此外,有一个指标关于儿童由于慢性健康问题而导致的活动受限(Activity Limitation);以及还有一个指标有关饮食质量(Diet Quality),采用健康营养指数 2015(HEI‐2015)来比较儿童的饮食摄入与美国饮食指南的一致性。

2021 年度报告在要点部分对美国儿童青少年健康领域的近况作了概述:①

1. 从 2009 年到 2019 年,早产婴儿的比例逐年变化,在整个期间约为 10%。2019 年,8% 的婴儿出生时体重较轻。与其他族裔相比,非西班牙裔黑人妇女所生的婴儿出生体重低的可能性最大(14%)。

2. 2019 年,6% 的父母报告他们的孩子有严重的情绪或行为困难。男孩(7%)比女孩(4%)有严重情绪或行为困难的可能性更大。

3. 2019 年,大约 16% 的 12—17 岁人口在过去一年中发生过重度抑郁(MDE),其患病率高于 2004 年(9%)至 2014 年(11%)之间每年报告的患病率。

4. 2017 年至 2018 年间,2—5 岁、6—11 岁和 12—17 岁人群的 HEI‐2015 总分(HEI‐2015 是

① Federal Interagency Forum on Child and Family Statistics. America's Children:Key National Indicators of Well-Being, 2021.[R/OL]. (2021‐09‐22)[2022‐08‐30]. https://www.childstats.gov/americaschildren/index.asp.

衡量饮食摄入与《2015—2020 年美国人饮食指南》一致性的饮食评估工具）分别为 61 分、53 分和 51 分。总的来说，儿童和青少年的饮食情况不符合《2015—2020 年美国人饮食指南》中的建议。

5. 2019 年，在 0—17 岁的儿童中，7％的儿童目前患有哮喘，3％的儿童在过去一年中有过一次或多次哮喘发作。有 14％的非西班牙裔黑人儿童，7％的西班牙裔黑人儿童，6％的非西班牙裔白人儿童，4％的非西班牙裔亚裔儿童患有哮喘。

综上可见，美国的儿童健康监测重点关注新生儿健康、儿童青少年健康（包括生理、心理等方面）以及饮食健康，其与世界卫生组织的健康概念保持了较好的一致性。

### （二）欧盟儿童健康指标

欧盟的儿童健康指标体系基于"儿童生活与发展健康指标"项目（Child Health Indicators of Life and Development，简称 CHILD），它是欧盟首个覆盖"儿童"的健康项目，其中的"儿童"包括了婴儿（0—1 岁）、年幼儿童（1—4 岁和 5—9 岁）、年长儿童（10—14 岁）和青少年（15—17 岁）四个年龄群体。整个指标体系包含五大部分：[1]

1. 人口与社会-经济指标，即影响儿童健康的人口与社会-经济因素，包括社会经济环境、贫困儿童比例、单亲家庭儿童比例等。

2. 儿童健康状况，即直接反映儿童健康的基本指标，包括儿童死亡率、儿童患病率、儿童伤害、儿童的心理健康等。

3. 影响健康的决定性因素，包括父母因素、儿童生活方式以及其他因素。

4. 儿童健康系统与相关政策，包括健康系统政策、健康系统质量、社会政策指标和身体保护政策等。

5. 需要进一步研究补充的指标，诸如：儿童虐待、儿童行为障碍、教育发展、生活质量与积极心理健康等。

### （三）日本和韩国的儿童健康指标

以东京为例，日本儿童健康指标体系主要可分为四个方面：[2]

---

[1] 徐浙宁.中国与欧美儿童健康指标体系比较[J].中国青年研究,2008(9)：52—57.
[2] 魏莉莉,董小苹.中日儿童发展指标体系的比较及启示——基于上海与东京的比较[J].青年探索,2013(4)：36—41.

1. 人口素质，包括如新生儿死亡率、婴儿死亡率、5 岁以下儿童死亡率、婴幼儿的死亡人数和死亡原因，以及 0—14 岁儿童死亡人数和死亡原因等指标。

2. 身体健康，包括如儿童的体格（身高、体重、坐高），维持正常体重的儿童比例，12 岁儿童人均龋齿数，15 岁儿童牙龈炎发生率和儿童自己每月至少做 1 次牙齿或牙龈的观察等指标。

3. 运动能力，包括如儿童的体力，儿童的体育锻炼达标率，儿童的运动能力（握力、体前屈、引体向上的能力等），几乎每天做运动的儿童比例和乐于参加体育运动的儿童比例等指标。

4. 生活习惯，包括是否参加体育俱乐部、早餐的摄取情况、每天的睡眠时间、每天的运动时间、每天的电视收看时间、认为饮酒不利于健康的儿童比例、认为吸烟不利于健康的儿童比例、经常吸烟的儿童比例、晚上 10 点以前睡觉的小学生比例、晚上 11 点以前睡觉的初中生比例、晚上 12 点以前睡觉的高中生比例和总是感到"想睡觉"或者困乏的儿童比例等指标。

韩国研究人员以全国的幼儿园在籍儿童为研究对象进行了健康问题和健康行为及健康管理状况的调查分析，开发了学龄前儿童健康指标。[①] 九项指标包括：肥胖与消瘦、运动、营养、被动吸烟、发育障碍管理率、成长发育评价、事故发生率、追加预防接种、牙齿健康。

### （四）小结

综合上述所介绍的儿童健康指标体系，有如下项目是至少有两个国家在指标体系中提及的（低龄儿童适用部分）：婴儿/儿童死亡率、儿童伤害、超重/肥胖、儿童免疫、低出生体重/低体重、口腔健康、心理健康（情绪与行为）、环境污染（血铅、被动吸烟）。由此可见，在儿童健康的核心指标上，各国宏观层面的关注点是较为相似的。总的来说，国内外在儿童健康监测指标方面的研究存在以下一些特点：1. 国外特别是欧美国家的研究非常重视儿童的生活（行为）方式指标和影响健康的环境系统指标（美国：行为方式、外部环境的安全性；欧盟：人口与社会经济、健康决定因素）。2. 西方的研究往往按种族、经济等条件区分不同儿童群体，

---

① 金熙淳. 学龄前儿童的健康指标的开发［C］//中华护理学会. 第七届中韩护理学术交流会议论文集.［出版者不详］2006：141—145.

分类评价；国内则主要以城乡、地域等进行分类。3. 国内指标侧重于儿童生命健康，较少涉及儿童生命发展过程中的健康问题，如生活方式、环境系统等。

## 四、不同领域的幼儿健康指标研究

由于健康概念含义广泛，包含身体、心理和社会的综合状态，我们可以初步构想一个至少有三个维度的分析结构——身体健康、心理健康和社会适应。身体健康维度在医学和体育学研究领域可以找到量化指标和标准阈值；心理健康维度也有心理学研究的大量成果，相关指标工具在临床上也积累了很多应用案例；而社会适应维度则更多受到政治、经济、文化等因素的影响，健康与非健康的定性测定相对较容易，但定量测定较难。

### （一）幼儿体质健康

世界各国儿童青少年体质的监测和调研已相对成熟，该类研究属于大样本、长时间的趋势研究，能反映一个国家或地区儿童青少年的体质健康水平和状况。当前世界各国的儿童青少年体质监测和调研均强调采用客观、准确、延续性强的监测系统开展测评，并结合该国家或地区儿童青少年体质的特点，在实验设计基础上，分析体质、健康、社会、经济、教育等指标间的量效关系，从而更好地为实践提供参考和指导建议。对近年来相关文献和会议论文的分析表明[①]：肥胖、久坐、体力（体育）活动、身体素质是各国学者研究的热点。其中美国学者关注的热点仍然是儿童青少年的肥胖及相关疾病和行为的研究，特别是少数族裔青少年由于家庭教养、经济水平等因素引起的肥胖和发育问题；中国、日本、韩国等亚洲国家关注的是成人化的生活方式（如久坐）对儿童青少年体质的综合影响；此外，儿童青少年身体素质，特别是力量的测量和评价也是各国学者关注的热点。总体而言，各国学者均认识到成人社会的不良生活方式已开始对儿童青少年的生活方式和体质产生显著影响。

我国自 2000 年起，由国家体育总局主持，联合教育部、卫生部等十个部门，在全国的 31 个省、自治区、直辖市范围内每 5 年开展一轮大规模的国民体质监测。最近一次为 2020 年的

---

① 甄志平，朱为模，姚明焰. 国际儿童青少年体质与健康促进研究的现状与趋势——第 63 届美国运动医学会年会启示[J]. 北京体育大学学报，2016，39(8)：44—50.

第五次国民体质监测,监测对象为 3—6 岁幼儿、20—59 岁成年人和 60—79 岁老年人,监测内容主要包含身体形态、身体机能、身体素质指标的检测和相关因素的问卷调查。幼儿部分的具体指标包括身体形态(身高、体重、坐高、胸围、体脂率)和身体素质(握力、立定跳远、坐位体前屈、15 米绕障碍跑、双脚连续跳、走平衡木)。与 2014 年的监测结果相比,2020 年幼儿的身高、坐高、体重、胸围、走平衡木平均水平有所提升,男孩变化幅度在 0.1%—11.8% 之间,女孩变化幅度在 0.2%—14.2% 之间;幼儿双脚连续跳、坐位体前屈、立定跳远平均水平有所下降,男孩变化幅度在 1.3%—6.6% 之间,女孩变化幅度在 1.6%—5.3% 之间。[①] 从上述数据比较中不难发现,从 2014 年到 2020 年,我国 3—6 岁幼儿在身体形态指标上有所提升,但在身体素质指标上总体有所下降。

### (二) 幼儿心理健康

近年来,国内外 0—6 岁幼儿的心理健康状况受到的关注越来越多,并且相当多的研究围绕此开展。但是这些研究(尤其是国内研究)主要集中在幼儿心理健康教育的重要性以及如何对幼儿进行心理健康教育或干预。在幼儿心理健康评估方面,国外研究主要集中在社会性、情绪和行为能力方面的评估,但全面评估幼儿心理健康的量表较少;国内研究则多为对国外一些应用广泛的量表进行修订并应用。

国外心理健康方面的量表大致分为三类:[②]一类是筛查量表,如各年龄和阶段的社会-情绪量表,婴儿—学步儿童社会情绪评估简表(BITSEA),气质和非典型行为筛查量表(TABS);一类是诊断评估量表,如儿童行为评估系统(BASC),婴儿—学步儿童社会情绪评估量表(ITSEA);还有一类用于改进和结果测量,如婴儿—学步儿童发展评估量表(IDA)。由于学龄前儿童尚处于心理发育早期阶段,个体差异较大,因此对幼儿心理健康的界定一直存在颇多争议。有研究者根据心理学界对幼儿心理健康的关注点,梳理了幼儿心理健康评估的主要方面:[③]一是幼儿的情绪反应情况,包括创伤性应激异常、情绪情感异常、调节适应异常

① 国家国民体质监测中心.第五次国民体质监测公报[R/OL].(2021 - 12 - 30)[2022 - 2 - 9]. http://www.ciss.cn/tzgg/info/2021/32030.html.
② 方丰娟.关于幼儿心理健康问题的研究[D].上海:华东师范大学,2006.
③ 方丰娟.幼儿心理健康评估现状和思考[J].心理科学,2006(2):493—495.

等；二是行为表现，包括睡眠行为、饮食行为、日常行为等；三是早期社会关系，包括对父母的依恋、与其他成人的关系、与同伴的关系等；四是认知功能活动水平，包括注意、态度/动机、语言/言语发展、感知觉等；五是照料环境的质量。

此外，社会适应是心理学范畴的一个重要概念，国内外学者大多把社会适应看成是个体适应社会环境的过程。社会适应有着丰富的内涵，不仅包含个体积极的适应能力，也同时包含消极的适应问题。[①] 其中，儿童在社会交往过程中表现出的主动、合作、受同伴欢迎等属于积极的适应能力，而对外表现出的愤怒攻击行为以及对内表现出的焦虑退缩等行为则属于社会适应问题。[②] 社会适应是否良好也是评价个体心理健康的重要指标。

儿童社会适应水平的测查主要通过各类量表进行。国外最早对社会适应行为进行研究，最具有影响力的有关社会适应行为的测量指标主要包括[③]：社会适应行为评估的开创者道尔（Doll）将社会化、日常生活技能以及信息交流作为评估各个年龄阶段的个体的社会适应行为的三个指标；京茨堡（Gunzberg）提出社会适应行为的自理能力、沟通能力、社会化以及职业能力的四个测量指标为现代众多研究者所借鉴；美国智力落后协会为 3—17 岁青少年制定的社会适应行为量表，主要测查两个部分，其一是测查个体在处理日常生活事务中的独立性和责任心，其二是测查个体有关人格以及行为障碍的不适应行为；美国心理学教授阿肯巴克（Achenbach）等人在儿童精神科的临床实践中把行为问题、社会适应等作为测量指标制定成《儿童行为检测量表》（CBCL），此量表随后被引进中国并得到广泛的使用。

国内对儿童社会适应的评估工具开发研究以修订为主。周谦根据日本教育研究所编制的《儿童心理综合量表》（简称 PSSC－R），主持修订了量表的中国版并制定了北京城区常模。PSSC－R 主要适用于对 3—6 岁儿童的智力、性格和社会生活能力进行多维度的综合测验。[④] 张琼、姚树桥等编制的《学龄期儿童适应技能评定量表》是在 1981 年《AAMR 适应行为

① 夏敏，梁宗保，张光珍，等.气质与父母养育对儿童社会适应的交互作用：代表性理论及其证据[J].心理科学进展，2017，25(05)：837—845.
② Chen X., & French D.C.. Children's Social Competence in Cultural Context [J]. *Annual Review of Psychology*，2008，59(1)：591-616.
③ 柯知慧.4—6 岁幼儿情绪调节策略与其社会适应行为的关系研究[D].沈阳：沈阳师范大学，2019.
④ 杨彦平，金瑜.中学生社会适应量表的编制[J].心理发展与教育，2007(4)：111—117.

量表》的基础上修订而成的,该量表包含了沟通技能、日常生活技能、社会化技能、劳动技能四大领域;其测试对象是 3—12 岁儿童。[①] 我国的《儿童行为检测量表(CBCL)家长用表-中国修订版》是在原版量表的基础上修订而成,将儿童的社交能力和行为问题作为儿童的社会适应行为的主要测量指标,此测量指标得到广泛利用并已具有中国常模的基本数据。

上述量表为幼儿社会适应研究提供了工具支持,但由于在理论基础、测评目的上各有侧重,不同量表在概念的操作定义上也有不同提法,从而其所设计的评价内容也有着较大差异。

### (三) 教育领域对幼儿健康的考量

教育部《3—6 岁儿童学习与发展指南》(2012)在健康领域借鉴了世卫组织对健康的定义,认为健康"是指人在身体、心理和社会适应方面的良好状态",并具体提出"发育良好的身体、愉快的情绪、强健的体质、协调的动作、良好的生活习惯和基本生活能力是幼儿身心健康的重要标志"。由此,健康领域共包含"身心状况""动作发展""生活习惯与生活能力"三个方面,另外,社会领域的"社会适应"也与本书中所采纳的健康概念密切相关。

表 1-2 《3—6 岁儿童学习与发展指南》(2012)中"健康"相关发展目标

| 领域 | 方面 | 学习与发展目标 |
|---|---|---|
| 健康 | 身心状况 | 具有健康的体态;<br>情绪安定愉快;<br>具有一定的适应能力。 |
| | 动作发展 | 具有一定的平衡能力,动作协调、灵敏;<br>具有一定的力量和耐力;<br>手的动作灵活协调。 |
| | 生活习惯与生活能力 | 具有良好的生活与卫生习惯;<br>具有基本的生活自理能力;<br>具备基本的安全知识和自我保护能力。 |
| 社会 | 社会适应 | 喜欢并适应群体生活;<br>遵守基本的行为规范;<br>具有初步的归属感。 |

---

① 聂衍刚,林崇德,等.青少年社会适应行为的发展特点[J].心理学报,2008,40(9):71—78.

除了幼儿发展角度的目标框架，也有研究者从提升教师专业能力角度，对健康领域核心经验进行了架构。华东师范大学学前领域教学知识(PCK)团队的研究认为，学前儿童在健康领域学习与发展的核心经验主要包括三个维度的具体内容，分别是：[1]

- 运动维度：身体控制和平衡能力；身体移动能力；器械(具)操控能力。
- 生活维度：生活自理能力；自我保护能力。
- 心理健康维度：情绪管理能力。

这一架构在具体内容上与《3—6岁儿童学习与发展指南》(2012)对幼儿健康的表述是大致匹配的。这表明教育领域对幼儿健康的主要关注点在于动作能力、生活习惯、社会性以及情绪表现，这也是幼儿园日常生活学习中的重要内容。

---

[1] 柳倩，周念丽，张晔.学前儿童健康学习与发展核心经验[M].南京：南京师范大学出版社，2016.

# 第二节　主体视角下的幼儿健康

在大部分评价幼儿健康的话语体系中，我们其实是在说"对照一些所谓'完美标准'，孩子们的表现如何"，这样一种评价者居高临下的视角可能是我们已经习以为常的。从教育评价的发展历程来看，经历了以教育本体为主的测量时代，到以目标为中心的描述时代，到指向社会效用的判断时代，再到服务于个人需要多元取向的心理建构时代[①]，在很长一段时间里，被评价者往往都是处于一种消极被动的地位。作为评价对象，其在目标、过程和结果环节上都较少有发言权。特别是当被评价者是幼儿时，由于实施评价的总是成人，这种先天的不对等关系更是强化了被评价者角色的被动性。

诚然，目前无论是从素养角度还是从课程表现角度所界定的儿童发展监测，其共同点之一都是基于标准化测试和问卷来衡量儿童的发展水平。[②] 因为儿童的发展是抽象的，我们不得不借助一些可以进行比较的工具来对质量进行分析和讨论。但无论采用怎样的工具，必须注意的是，评价不能偏离评价对象的本质。正如有学者所言，如果教育评价不从评价对象的立场出发，不反映评价对象本身的性质，而是反过来通过评价行为在评价者和评价对象之间形成了一种控制和被控制的关系，则只能是对评价对象构成一种宰制性的力量。[③] 因此，当我们开展幼儿健康的监测与评价时，必须要对"幼儿健康"的本质进行更深入地追问。

① 辛涛，李雪燕.教育评价理论与实践的新进展[J].清华大学教育研究,2005(06)：42—47.
② 李刚，辛涛.基础教育质量的内涵与监测评价理论模型[J].华东师范大学学报（教育科学版）,2021,39 (04)：15—29.
③ 石中英.回归教育本体——当前我国教育评价体系改革刍议[J].教育研究,2020,41(09)：4—15.

幼儿健康固然可以用医学的、体质的、心理的等各类指标来加以量化描述，但作为自身健康的行为者和承受者，幼儿的主体性在这些指标中是如何被关注和表现出来的呢？除了对标各类标准去评判幼儿的健康状况，是否也应该了解幼儿是如何参与到具身性的日常生活中（诸如吃、睡、行），并又从中获得了哪些经验从而不断发展出个体当下的身心状态呢？这里以幼儿的饮食和运动为例，尝试从幼儿主体的视角出发，对幼儿健康作一些"达标"以外的延展思考。

## 一、从饮食健康看幼儿健康的主体性

毋庸置疑，饮食是人的本能需求，但谈到饮食健康，则关系到营养水平、饮食习惯等更多方面，就不能仅用个体需求来一言以蔽之了。幼儿饮食情况是幼儿健康的重要监测内容之一。例如，美国在儿童健康指标中单列了一个有关饮食质量的指标（Diet Quality），通过比较儿童的饮食摄入与美国饮食指南的一致性来反馈幼儿的饮食健康水平（详见第一章第一节）。我国则是通过开展儿童营养改善行动，包括关注婴幼儿科学喂养等，以此来追踪监测儿童健康指标中生长发育的发展变化情况。在幼儿园的日常保健工作中，保健教师需要对幼儿园的餐点进行食谱营养分析，以更好地实现幼儿饮食的营养均衡。上述监测或分析都更倾向于考察饮食健康的"达标"情况。

### 一看：饮食健康指标中的幼儿主体性

常见对幼儿饮食情况的监测指标多从饮食结构（结构性要素）和进餐表现（过程性要素）两方面进行数据采集，并将之与"标准"或"好的行为"进行比较。

• 结构性要素举例：采集幼儿餐点中各类膳食的搭配情况，对照《中国学龄前儿童平衡膳食宝塔》中各类食物每天建议摄入量，以周或月为单位进行比较分析；再如，美国健康营养指数 2015（HEI‑2015）是一项衡量饮食质量的指标，最高分为 100 分，包括 13 个项目分值（如水果、蔬菜、富含蛋白质食物等），用于评估一组食物与《美国人饮食指南 2015—2020》关键建议的一致性。

• 过程性要素举例：通过教师或家长问卷了解幼儿对饮食健康的认知和进餐习惯，包括是否了解一些有益健康的食物，是否对进餐很有兴趣，是否挑食，等等。问卷所调查的问题一般都可以追溯到类似幼儿发展指南、幼儿课程标准等关于幼儿学习与发展的指导性文本。比如在我国《3—6岁儿童学习与发展指南》健康领域下的"生活习惯与生活能力"子领域中，就可以查阅到"不偏食、挑食，不暴饮暴食。喜欢吃瓜果、蔬菜等新鲜食品"（4—5岁）、"吃东西时细嚼慢咽"（5—6岁）等发展目标的表述。

我们尝试从上述指标中寻找出幼儿主体的所在。在列举的结构性要素中，所测的是幼儿接受到的饮食安排是否有营养、有益健康，很显然，这并非幼儿自身能决定的，而是由养育者或照护者设计与安排的，指标并不与幼儿自身相关。过程性要素中的情形相对复杂一些，它关注到幼儿在进食中的表现，诸如幼儿怎么对待不喜欢吃的食物之类，幼儿的行为表现反映了幼儿主体对食物及进餐这件事的态度和认识，应该说这些过程性指标是与幼儿自身紧密相关的。但再进一步思考，"不挑食""喜欢蔬菜"这些指标背后的目标或要求是幼儿自然接受的吗？还是被规范引导下所尽力表现出来的"达标"？是否会有一部分幼儿并不是真心喜欢吃饭这件事，只是为了迎合"好的行为"而努力大口吃下去？如果这种情况并非个例，这又是否符合我们所期望达到的"健康"目标呢？

### 二看：幼儿饮食自主的可能性

儿童在饮食过程中可以有自主权吗？他们能否被允许自己选择吃的食物和进食的量呢？在我们身边的早期教育实践中，这样的例子较难寻觅。幼儿基本上都是在规定的时间段进食营养员搭配好的食物，可能在少部分幼儿园，会定期或不定期地安排类似自助餐的餐点活动，以满足幼儿的个性化需求。抛开成本、组织等管理方面的因素，这么做的原因其实也包含了成人对幼儿自主能力的不信任——这么小的孩子怎么知道吃多少才够，如果都让孩子自己选择吃什么，营养不会均衡。

我们尝试分别来回应上述质疑。

一是关于食量问题。新出生的婴儿都会本能地寻找母亲的乳头，他们吸吮然后满足地睡去，醒来感到需要又再继续吸吮，如此一日重复多次。在现代的各类养育指南中，都倡导对新生儿按需哺乳，便是出自于对婴儿这种先天能力的信任——什么时候吃、吃多少奶，都可以由婴儿自己说了算。逐渐地，在融入成人作息的过程中，定点定量的食物供应成为婴幼儿不得不顺应的生活方式，成人在摸索婴幼儿食量的过程中也渐渐占据了主导权。也就是说，婴幼儿原本是可以成为选择自己进餐的主人的。

二是关于挑食问题。我们不妨回到饮食的源头来加以讨论。饮食最初是为了满足生物生存的需要，而健康的饮食则是人类文明所逐渐发展出来的更高追求。在这一更高的层次上，除了追求食物本身对人的机体有所助益（比如营养均衡），同时也包含了进食这个过程所带来的快乐，即饮食与精神之间的关系，所谓身心的相互关联性。事实上，被强迫吃不喜欢的食物的孩子，在成年后往往特别抗拒这种食物。另一种常见的情况是，随着年龄的增长，人的口味也会发生变化，可能会喜欢上某些原来不爱吃的食物。因此，对于单一食物品种的不喜欢，在幼儿时期不必太过在意。

在《食育：从摄取营养到重视饮食行为》一书中，作者描述了在德国保育园看到的场景：9个月到3岁的幼儿在午餐时自己从橱柜中取出餐具，自己从餐桌上拿取食物，有的幼儿只取了意粉，有的则只取了西红柿卤，但保育员并不干预，因为他们认为即使孩子只拿了意粉，只要自己吃得满意就可以了。该书作者所在的日本保育园，其实践的配餐方法则是由幼儿自己判断并告诉保育员要盛多少饭。这些实践场景提供了建立幼儿饮食自主的操作借鉴。

幼儿的饮食自主是什么？我们理解，饮食自主是幼儿对自己的身体、自己的感受、自己的行为有充分的感知、觉察、体验、表达、探索和试错的机会，他们可以去体察身体"饿"的感觉，内在驱动自己去表达对进食的需求，再通过自我服务的进餐过程，最后达成自我的满足。与其他领域的幼儿自主一样，幼儿的饮食自主也体现了"我感到，我知道，我需要，我可以"，即身体反应—自我觉察—意识认知—行动表达的连贯过程，这也正是幼儿逐步建立起对自己生活的"控制感"的重要途径。当然，幼儿能够实现饮食自主的前提是幼儿园的师幼关系是平等、自由的，园所整体氛围是轻松的、开口成本低的，给到孩子自我服务、自主表达的氛围，提供各种实际行动的机会。

### 三看：健康饮食行为的自然发生及其面临的挑战

在讨论了幼儿饮食自主的可能性后，一个更重要的问题呼之欲出：幼儿自主形成的饮食行为一定是健康的吗？他们完全可能不喜欢吃饭、不爱惜粮食，又或者暴饮暴食、没有节制。如果不通过一系列规范来约束，幼儿能在成长过程中发自本心地形成健康饮食习惯吗？这正是我们希望打破"达标"视角的局限，从个体主动发展的角度来理解健康意义所面临的挑战。两者之间的区别在于，在通过"达到标准"这种思路来建立健康行为时，个体是被动地接受规范或要求的塑造，是一种**被束缚**的状态；而通过鼓励自主发展的方式去建立健康行为时，个体是一个主动认同、接纳和行动的参与者，是一种**舒展开**的状态。

以上表述仍然是理论层面的一种想象。在饮食行为的例子中，健康饮食行为究竟是怎样自然生长的？受"食育"研究的启发，我们把上述对发展过程中主体性的探求转化为对行为本身特征的追问：人的饮食行为本身有没有包含一些能引发人与食物之间建立良好关系的特征？如果确有这类特征，那么幼儿在日常生活中不断体验这些人类共有的饮食行为，是否就能够很自然地学习和发展健康的饮食习惯？

《食育：从摄取营养到重视饮食行为》一书的作者藤森平司是一名幼儿食育的践行者，他在书中具体介绍了人类饮食行为的三大特征[①]："1.'栽培'。其他生物只是吃当天得到的食物，而人类会花时间培育能够长期吃的食物。2.'做饭'。人类会使用其他生物都惧怕的火，会使用刀等工具，会加工食品和做饭。3.'共食'。群居动物可以一同在一个场所吃东西，但那仅仅是在一起吃，并不是在一起分享吃的快乐。只有人类会和家人及朋友聚在一起吃饭，加深相互之间的感情。"这些印刻在人类基因中的饮食特征为培育自主、健康的幼儿饮食行为提供了天然的土壤，而适当的饮食教育则能锦上添花。

以栽培为例。首先，栽培使幼儿能接触到变成饭菜前的食材，从而对食物产生情感上的联结。幼儿可以逐渐了解我们吃的东西是从哪里来的，一颗种子成为食物经历了怎样的变化过程，作物的哪些部分可以作为食物，等等。其次，栽培活动是一个充满了视觉、嗅觉、触觉等五感刺激的过程，幼儿可以观察到作物充满生命力的色彩，闻到作物开花结果的自然气息，也可以在劳作中亲手感知泥土和植物的根茎叶等，由此对食物的味道更加有兴趣。五感的互相联动也能激发起幼儿进食的欲望。再次，栽培能使幼儿在从播种到收获的过程中获

① 藤森平司.食育：从摄取营养到重视饮食行为[M].孔晓霞，译.北京：当代中国出版社.2014.

得成就感和乐趣，对享用自己的劳动果实充满期待。以下两个例子，都体现了参与劳动、接触食材对饮食带来的积极影响。

例1：在幼儿食育实践中，有一个经典的"三色"活动，就是将维生素、蛋白质、碳水化合物三种基本营养元素通过绿色、红色、黄色三种颜色表示，再对应到相应的食材（如绿色对应各类蔬菜，红色则主要对应肉类，黄色则主要对应谷物）。同时，用儿童能理解的方式为每种颜色的食物概括一种主要功能——绿色表示可以调节身体状态、红色表示可以变成血液和肌肉、黄色表示可以变为热量和体力。幼儿通过多次的对应识别，了解了食材与身体发育的关系，体验到自然摄取三大营养要素的概念。通过这种活动，幼儿知道了如果不爱吃属于绿色蔬菜的青椒，那么可以通过吃菠菜来弥补缺少的维生素，只要不是特别抗拒，有一点挑食也不要紧。

例2：周末，三个小伙伴跟随爸爸妈妈一起到乡间菜地去采摘蔬菜。前一天下过雨的菜地里一片泥泞，小家伙们换上套鞋，兴奋地踏进泥地里。他们学着大人的样子各自使劲拔出几棵青菜，青菜根部还牵连着泥土，他们毫不介意地抱在胸前。大白菜粗粗壮壮的，三人合力像拔萝卜一样费了老大的劲儿才拔出一棵。朵朵一边拔一边喊着"多拔点，今晚就吃蔬菜了"，爸爸妈妈们哈哈大笑起来，大家都知道朵朵平时可是吃肉大王！

参与做饭对饮食行为的影响与栽培过程很是相似——都可以帮助幼儿更好地了解食材的变化过程，丰富多种感官的刺激，感受劳动成果带来的成就感。这些体验帮助幼儿通过自己的感知觉建立起与食物之间更为丰富的联结，不仅在认知方面有所加深，在情感方面也能萌发好感，幼儿自主参与这些活动的过程本身就是在塑造自身的饮食行为。人类饮食行为的第三个特征"共食"则不仅是支持幼儿社会性的发展，也是让饮食超越摄取营养的重要特征。在一个宽松平等的"共食"环境中，幼儿体验食物分配，也有机会和他人互相给予和分享，"和朋友一起吃饭"让进餐成为一件愉快的事。

以上，我们阐述了幼儿通过在日常生活中体验人类共有的饮食行为从而逐步建立起健康饮食习惯的自然过程,然而随着现代社会的快速发展,人类延续千年的饮食行为开始发生了一些具有突破性的变化:栽培变得"速成"和"机械化"——人们不再需要配合自然节律去等待作物发芽和结果,大量的田间劳作也被机械工具所取代——快速成熟的作物和被省略的劳作过程,让人们对作物的珍惜之情大大减弱,也无形中剥夺了大量直接体验的机会;做饭有了更多"帮手"——祖辈、钟点工、外卖、餐厅等构成了很多孩子对食物来源的主要理解——不仅幼儿参与帮助做饭的机会很少,甚至他们的父母一辈也比前一辈人少了许多做饭经验;共食文化则更多受到了网络时代的冲击——进餐时看手机等电子屏幕变得常见,成年人吃饭时刷社交网络,幼儿则看动画片和玩游戏——共食所具有的社会性发展的意义变得越来越淡薄。

我们需要反思,饮食行为的变化固然有其适应发展、带来便利等各种必然性的原因,但是否也因此在某种程度上带来了对健康饮食的一种异化的挑战,使得幼儿原本能够自然发生的与食物之间的健康关系变得疏离,反而需要外部的规约来提醒和塑造所谓有益健康的习惯。这可能不仅仅是在饮食健康一个领域中存在的挑战。在一个加速向前的大背景中,我们更加需要思考是否应当保持对个体发展自主性的尊重,以及如何为其提供可能。

## 二、从运动看幼儿健康的主体性

运动能力是幼儿身体健康的重要表现,但运动不仅与身体有关。参与运动时需要调动儿童的全部机能,并不只是某一部分,运动中的每个动作行为都涉及了儿童的认知、动机以及情感方面,而且这些方面也会受到运动行为的影响。[①] 因为运动的这种复杂性,幼儿阶段还只是运动的启蒙期,主要是通过身体活动、游戏和少量的基本动作技能练习为动作发展和身体素质奠定基础。相比人类对饮食的天然需求,运动则似乎并不再是现代人自发的"必需品",尽管各种健康指南、健康科普都在呼吁人们更多地参与到运动中,但仍有许多人视运动为畏途,而国际范围的健康监测也发现久坐不动的习惯正向青少年和幼儿群体蔓延。运动,似乎更需要通过健康指标等外力来带动发生。

---

① 杨宁,庄弼.第二代认知科学对幼儿运动教育的启示[J].体育学刊,2015,22(6):59—63.

**一看：运动相关指标中的幼儿主体性**

常见的幼儿运动发展指标分为结果性指标和过程性指标两类。结果性指标多考察幼儿的动作发展或体质水平，过程性指标则更多聚焦于幼儿的身体活动。

- 结果性指标举例：《3—6岁儿童学习与发展指南》在健康领域的"动作发展"方面对3—4岁、4—5岁、5—6岁三个年龄段末期幼儿大致可以达到怎样的发展水平提出了合理期望，指明了幼儿动作发展的具体方向。如4—5岁"能以匍匐、膝盖悬空等多种方式钻爬""能单手将沙包向前投掷4米左右"等。我国第五次国民体质监测（2020年）对3—6岁幼儿"身体素质"的监测项目包括握力、立定跳远、坐位体前屈、双脚连续跳、15米绕障碍跑、走平衡木，分别指向对幼儿的力量、柔韧性、协调性、灵敏性、平衡能力等身体素质的评价。

- 过程性指标举例：世界卫生组织（WHO）在2019年最新发布的《5岁以下儿童的身体活动、久坐行为和睡眠指南》中建议[①]，3—4岁儿童"每天至少应有180分钟的各种强度的身体活动，其中至少60分钟中等到高强度身体活动，多则更好""长时间坐着每次不超过1小时"。

对幼儿主体来说，结果性指标和过程性指标分别是其自身运动的结果和过程，但指标本身并未体现出对幼儿自主性的关注，而主要是从对健康有益的角度提出了幼儿身体活动的目标。我们再一次提出与饮食健康相似的疑问：这些指标的要求是幼儿自然接受的吗？如果不作要求并且也不作限制，幼儿是否会自发地积极投入运动之中呢？幼儿享受运动时光吗？对于积极投入运动的幼儿，结果性指标是否仍然那么重要呢？

**二看：幼儿早期动作发展及运动的内驱性和奠基性**

首先，幼儿早期的动作发展并非由外部驱动，而是生命和发展最普遍、最基本的范畴与活动。[②] 和其他动物出生后很快可以自由行动的特征相比，人类个体的动作发展在出生后远未完成，需要后天进一步发展完善。"不论粗大动作，还是精细动作，它们都经历了一个相

---

① 注：20世纪90年代起，由于生活习惯所带来的健康问题逐渐暴露，体质研究开始出现转向，从体质转向健康，从专门化转向生活化，建议人们从日常生活中一点一滴地积累每日所需的活动量，从而改善健康。为应对身体活动不足所带来的潜在健康风险，颁布相关指南成为各国增加国民身体活动的重要途径。
② 杨宁.儿童早期发展与教育中的动作和运动问题——四论进化、发展和儿童早期教育[J].学前教育研究,2011(10)：3—9.

对较长的产生、发展、完善的过程。"①虽然动作发展存在一定的个体差异性，但从整体发展趋势来看，个体的动作发展过程遵循着一定的顺序原则。典型原则包括②：首尾原则——最先发展头部的动作，其次是躯干和上肢部分的动作，最后是下肢的动作；近远规律——最早发展头和躯干等位于躯体中线上的动作，然后才是离中线稍远的双臂和腿部有规律的动作，最后是肢体末梢如手部的精细动作。我们在婴幼儿的动作发展过程中能够很清晰地观察到他们相应的动作表现：先是转头、抬手，然后踢腿、翻身，再是爬和站立，手部动作也从抓握逐渐分化出手指的精细操作。可见，运动是动作发展的重要途径，紧密伴随着动作发展的长期过程。正是日常生活中大量自发的、反复的动作"练习"，幼儿逐渐从一开始的反射动作发展出了一系列有意动作。在 3—5 岁的基本动作阶段，幼儿进一步发展走、跑、跳等基本动作，与早期动作发展一样，在这个阶段，幼儿动作发展的内在需求也要求能够有足够的运动练习机会，以丰富身体的协调性、节奏感、动作控制能力等动作经验，促进基本动作的发展。由此可见，运动是幼儿完成动作发展必由的路径，是由人类进化的特点所决定的，如果没有运动的辅助，幼儿难以整合动作模式形成一个个完整的动作，也很难实现动作技能的精细化和互相配合。

其次，研究表明，动作发展和运动在儿童早期发展中具有重要作用。杨宁教授曾在《学前教育研究》发表了一系列关于进化、发展和儿童早期教育的文章，我们引用其第四篇中围绕动作和运动问题的一段讨论对这一观点加以说明：

"动作和运动(包括感知觉)这些'原始的'心理机能在婴幼儿期心理的发展中的建构作用可能更为重要。这使得儿童早期心理发展中的动作(运动)——神经系统的协同发展特别值得关注，因为从种系进化角度来看，人类进化的最主要方面即是动作(运动)——神经系统的协同进化。进一步看，这一发展又包括两条路线及其整合。第一条路线是手的动作(特别是精细动作)——新皮质机能的建构。言语(无疑是口语)很快就加入了这一建构过程，实际

---

① 董奇，等.论动作在个体早期心理发展中的作用[J].北京师范大学学报(社会科学版),1997(4)：48—55.
② 宁科.幼儿大肌肉动作发展特征及教学指导策略研究[D].北京：北京体育大学,2019.

上，这条路线最终成为儿童认知和社会性建构的一面。第二条路线是大动作及运动——旧（古）脑机能的建构。这条路线主要与感觉运动系统机能的整合（感觉统合）有着密切关系，婴幼儿大动作和运动的缺乏可能导致感觉运动系统机能的失调。当然，这两条路线并不能绝对分开，相反，这两条路线不断整合，成为推动儿童早期心理发生发展的基本力量之一。"[1]

上述表述告诉我们，运动不仅是个体动作发展必需的条件，同时动作和运动也是幼儿心理机能发生发展所必需的基础。动作和运动对儿童早期发展奠基性的价值在皮亚杰认知发展理论中就已经得到了充分体现，在其所命名的"感知运动阶段"，个体正是通过感知和运动来适应世界，其日益复杂的心理运算和智力成就也是源于内化的动作得以实现。第二代认知科学即具身认知科学的崛起过程中也进一步探讨了身体、大脑和环境之间的关系，强调儿童早期的认知是"实时的、在线的和整体的，是通过活生生的身体在具体环境中的行动来实现的"。[2] 可以这么理解，**幼儿正是通过动作和运动参与到自身的发展中**，也由此证明了幼儿的动作和运动具备主体能动性。

**三看：幼儿运动的自然发生及其面临的挑战**

在我们的常识中，儿童往往被认为是最活跃的群体，尤其是 3—6 岁学龄前儿童，"体力充沛""精力十足"是一种普遍共识。在室内外具备一定空间的环境中，哪怕没有丰富的运动设施，幼儿也会自发地开展身体活动，表现出走、跑、跳、钻爬、攀爬、跳跃、翻滚、投掷等多样化的动作模式。国内外学前教育实践也表明，幼儿在运动游戏等身体活动中充满热情，催生出大量学习机会，获得了丰富的身体和感官的直接体验。

如前所述，幼儿对运动和动作练习的热情是儿童早期动作发展及运动的内驱性和奠基性所决定的，但与此相悖的是，大量通过客观测量法获取的有关学前儿童身体活动水平的测

---

① 杨宁.儿童早期发展与教育中的动作和运动问题——四论进化、发展和儿童早期教育[J].学前教育研究,2011(10)：3—9.
② 杨宁.儿童早期发展与教育中的身体问题——五论进化、发展和儿童早期教育[J].学前教育研究,2014(1)：19—26.

量研究结果却显示,仅有少数儿童能够达到身体活动指南中所规定的活动强度水平及时间总量。①

　　从幼儿身体运动的角度看,社会生活方式的变化正在逐渐改变幼儿的日常活动状态:汽车代替了自行车和徒步,看电视、玩手机电脑等静态娱乐代替了传统的身体游戏,在家中和祖辈相处代替了和邻居同伴的交往互动。更值得关注的是,对子女高期待的中国式育儿理念带来了家长对智育的过度关注,其背后是儿童久坐、长时间屏幕暴露、身体活动不足的普遍现状。德国精神运动学专家齐默尔指出:现代社会的儿童缺乏足够的运动,由此导致"直接的身体和感官体验的缺失,通过身体主动了解环境的机会减少,这会阻碍儿童的发展。除了许多家庭担心的安全因素会产生社会心理和身体压力外,这主要跟这个世界呈现给儿童的行为和方式有关。由于儿童缺乏对接受到的刺激进行加工的机会,动作发展和运动的机会受到限制,感觉统合障碍和行为异常儿童大范围递增。心理原因引起的疾病增多:过敏反应、头疼、神经质、身体异常。儿童为机械化和自动化的进程付出了沉重的代价。许多发展异常和行为异常的儿童的症状常被误认为是应激反应,其实是由于在日常生活中满足身体和感官需求的空间太小而出现的症状。"②结果性指标的监测结果也呼应了运动不足的现状。2020 年国民体质监测结果表明,与 2014 年相比,我国 3—6 岁幼儿的身高、坐高、体重、胸围的平均水平有所提升,但双脚连续跳、坐位体前屈、立定跳远等体质测查项目的平均水平有所下降,男孩下降幅度在 1.3％—6.6％之间,女孩下降幅度在 1.6％—5.3％之间。③ 在上述数据中不难发现,从 2014 年到 2020 年,我国 3—6 岁幼儿在身体形态指标上有所提升,但在身体素质指标上总体有所下降。

　　与培育健康饮食行为所面临的情况相似,尽管幼儿参与运动和身体活动是具有天然惯性的,但由于生活场景和社会环境因素的改变,幼儿开展运动的时间、空间等机会却在变得狭窄,从而直接影响到幼儿运动经验的积累。在这样的现实背景下,原本幼儿在摸爬滚打、

① 方慧,陈佩杰.国外学前儿童体力活动研究进展与述评[J].体育与科学,2016(3):34—43.
② 齐默尔.幼儿精神运动学手册:精神运动学发展促进作用的理论及实践[M].蒋丽,等译.南京:南京师范大学出版社,2008:7.
③ 国家国民体质监测中心.第五次国民体质监测公报[R/OL].(2021-12-30)[2022-2-9].http://www.ciss.cn/tzgg/info/2021/32030.html.

自由玩耍中可以获得的体验和动作基础，可能需要通过额外补充活动机会、甚至通过专门的学习和练习才能发展。由此，发展的主体性受到挑战，事实上形成了一个运动的主体能动性被环境抑制、从而依靠外部驱动的运动学习来替代补充的畸形循环。

饮食和运动都是构筑幼儿健康的重要部分，通过前述分析，我们可以认识到幼儿在自身健康中的主体价值，也同时感受到幼儿所处的时代背景和社会环境对其自主建构自身健康带来了不可忽视的影响，顺着这一思路，下一节就将从生态系统观的视角来进一步讨论置于环境中的幼儿健康。

# 第三节　生态系统中的幼儿健康

美国学者帕森斯从社会学的角度对健康的定义进行了开拓性研究,他以个人参与复杂社会体系的本质为基础,提出:"健康可以解释为已社会化的个人完成角色和任务的能力处于最适当的状态。"[①]该定义最突出的特点是将个人能对社会起最佳作用的能力视为健康的标准,反之,健康的欠缺状态减弱了个人完成社会角色和任务的能力。由此,健康不仅是个体的目标,也是社会群体的共同目标。同时,在讨论个体或群体的健康状况及其发展变化时,我们不仅要考虑到人的自然属性,也要全面考虑到人的社会属性。简言之,考察幼儿健康,不是对一个孤立对象进行理解和分析,而是要将个体置于其所处的生态环境中去综合考量。

本节尝试从两条线索分别展开去讨论生态系统观下的幼儿健康。一方面,健康是幼儿发展的重要领域之一,对幼儿健康的理解与整体的幼儿发展观有着密不可分的关系,因此本节将首先从幼儿发展观的变化演进来引出对幼儿健康的理解;另一方面,幼儿健康也是大健康研究的一个分支,现代健康概念从原来单一的生物医学模式演变为生物—心理—社会模式的发展历程,以及健康促进理念的更新等,都对幼儿健康的内涵产生了直接冲击,本节第二部分将以此为切入点,进一步探讨社会支持环境对幼儿健康的影响。

---

① 杨忠伟.人类健康概念解读[J].体育学刊,2004(01):132—134.

## 一、对儿童发展内涵理解的变化及其对幼儿健康领域的启示

随着神经科学、发展心理学的研究不断深入，近年来儿童发展观发生了重要变化。20世纪的三种宏大理论（皮亚杰、心理分析和学习理论）对儿童发展的线性理解正在逐步被另一种动态的系统发展观所取代。[①] 系统发展观的一个重要观点是：发展只有在人与不断变化的环境的动态性互动中才能实现。[②] 这一观点提示我们，在考虑幼儿教育问题时，除了应充分认识到幼儿的主体能动性，也必须深入考察幼儿所处环境与个体之间的互动关系，才能更有效地为幼儿发展提供支持。

近年来，在对学前教育进行不同层面（宏观、中观和微观）的审视和思考时，人们已经越来越多地借鉴和运用生态取向的各种理论及研究方法解释学前教育的现象，并指导学前教育的实践，包括探讨学前教育的文化背景、学前教育中社区和家庭的生态关系、学前教育机构的生态环境、学前教育的研究方法等。[③] 其中最有影响的一项学前教育跨文化研究来自托宾（Tobin，J.）在20世纪80年代的一本专著《三种文化中的幼儿园》，通过分析中、美、日三国学前教育实践中的巨大差异，揭示了文化对幼儿教育的深刻影响。其后从2002年起，托宾与来自中国和日本的学者再度合作，研究报告《重访三种文化中的幼儿园》进一步比较了三国学前教育二十多年的变化。在这些跨文化和跨时空的比较中，有一个贯穿始终的核心观点，即大的生态系统包括文化环境对学前教育有深刻的影响，是教育研究者和实践者都应该去充分关注和思考的。

与其他领域的发展一样，幼儿健康也是在其开展社会生活的系统环境中动态变化的。从系统发展观的视野来观察幼儿健康，不再将幼儿健康看作是一个静态标准的达标，也不应将幼儿健康与其活动环境割裂开单独考量，而是需要讨论几个互有联系的组织（个体、物质环境和文化系统等）之间的互动与变化。在生态系统观的指导思想下，国内外都曾对幼儿身心健康与环境的关系有过相关的研究。在儿童心理健康方面，有研究者通过实证研究总结

---

① 周欣.儿童早期学习与发展的目标与评估：范式转换中的价值取向[J].全球教育展望,2015(7)：40—51.
② Lee，K.，& Johnson，A.. Child development in cultural contexts：Implications of cultural psychology for early childhood teacher education [J]. *Early Childhood Education Journal*，2007(35)：233–243.
③ 薛烨,朱家雄,等.生态学视野下的学前教育[M].上海：华东师范大学出版社,2007.

了儿童心理健康发展的家庭生态系统的重要特点,包括平衡性、动态性、开放性和整体性,提出儿童心理健康发展的生态化干预、预防与促进方案。① 在儿童身体健康方面,则散见一些对自然环境和社会环境因素与幼儿健康之间相关性的研究,如天气和污染与儿童哮喘问题的关系、儿童健康和营养状况的评估研究,等等。对国内外幼儿健康指标的比较可见,国外特别是欧美国家非常重视儿童的生活(行为)方式指标和影响健康的环境系统指标,如第一节中已经介绍过的美国儿童健康指标体系除了包含儿童健康的基础指标,还包括外部环境的安全性、家庭和社会环境等;欧盟儿童健康指标体系则将人口与社会经济、健康决定因素等也纳入其中。

儿童发展观的变化带来了对儿童发展环境的关注。系统发展观认为,发展只有在人与不断变化的环境的动态性互动中才能实现。作为幼儿生活学习的重要环境,托幼机构环境质量及其与儿童发展的关系是国内外早期教育研究的热点之一,也成为探讨早期教育质量的主阵地之一。

幼儿学习环境评量表(Early Childhood Environment Rating Scales,以下简称 ECERS)是国际上应用最为广泛的工具之一,是一份既适用于外部人员的正式评量也适用于教师等幼儿园工作人员自行改善教学环境品质的评量工具。2014 年修订的最新版 ECERS – 3 共包含六个子维度(空间与设施、个人护理常规、语言与阅读、学习活动、互动、一日生活结构),②每个维度中都涉及了与幼儿健康领域相关的评估项目和指标,比如"空间与设施"维度中"私密空间""大肌肉活动空间""大肌肉活动器材"分别支持了幼儿的心理健康和身体活动,"个人护理常规"维度中的指标指向了支持幼儿的生活适应与安全,"学习活动"维度中包含了"精细动作"指标,"互动"维度包含了"大动作的指导",等等。另一份与幼儿健康的环境质量关系更为密切的评量工具是由英国团队在 ECERS 基础上开发,并于 2017 年推出的《运动环境评量表》(Movement Environment Rating Scale, MOVERS)③,该工具专门用于评价 2—6

---

① 席居哲. 儿童心理健康发展的家庭生态系统研究[D]. 上海:华东师范大学,2003.
② 注:ECERS 最早于 1980 年在美国出版,其后历经多轮修订。国内已引进翻译出版的是 ECERS – R 即《幼儿学习环境评量表(修订版)》,共包含 7 个子量表。该译本由华东师范大学出版社在 2015 年出版发行。
③ 注:中文版已由南京师范大学出版社于 2019 年引进出版。

岁幼儿保教机构的运动环境质量,主要包括"有关身体发展的课程、环境和资源""有关身体发展的教学法""对身体活动和批判性思维的支持""家长/照顾者和教师"四个子量表,其背后的价值理念是通过运动和身体活动促进幼儿身体发展,同时也增进幼儿的健康、快乐、学习与发展。有研究者探讨了该工具在国内应用的本土适宜性,认为其十一个评价项中的大部分具有较好信效度。①

有关教育环境质量的研究认为,结构性要素和过程性要素是构成环境质量的两大要素,过程性要素(如师幼互动、课程等)对儿童发展的影响比结构性要素更大②,是质量的核心部分。国内一些评价研究表明,无论是对幼儿学习环境的整体评价③,还是聚焦幼儿运动环境的评价④,均呈现出在师幼互动、幼儿观察评估等过程性要素上得分偏低。由此启示我们,在优化环境质量中,也应将过程性要素的优化作为重点。

## 二、健康促进研究的发展趋势及其对幼儿健康研究的影响

"健康促进"概念表达了人类对健康目标的追求,呈现出动态变化的特征。早期的健康科学多关注疾病的诊疗,因此对健康促进的认识也局限于辅助治疗的狭窄范畴内。随着越来越多的研究发现了不健康生活方式与疾病之间的关联,人们开始将健康促进与疾病预防分开,并强调在健康人群中倡导积极健康的行为和生活方式。综合不同阶段对健康促进概念的认识和理解,有学者指出,健康促进是"一种融合了自然科学、健康科学和行为科学知识,通过改善包括身体活动、饮食习惯和心理状态等在内的生活方式,寻求与整个环境的和谐统一,以提升生命质量的整体策略"⑤。

"健康促进"概念的演化也带来了国民身体活动政策的演变。美国在 20 世纪 90 年代开

① 魏凡.《运动环境评价量表》(MOVERS)的本土适宜性探究[D].南京:南京师范大学,2019.
② 李克建,胡碧颖.国际视野中的托幼机构教育质量评价——兼论我国托幼机构教育质量评价观的重构[J].比较教育研究,2012(7):15—20.
③ 李琳,范洁琼.基于 ECERS - 3 评量表的幼儿园班级学习环境质量评估及其文化反思[J].教育测量与评价,2019(6):17—26.
④ 魏凡.《运动环境评价量表》(MOVERS)的本土适宜性探究[D].南京:南京师范大学,2019.
⑤ 汪晓赞,郭强,金燕,等.中国青少年体育健康促进的理论溯源与框架构建[J].体育科学,2014(3):3—14.

始了这种转变,基于对当时美国人因生活方式变化而导致体质下降并由此带来沉重经济负担的担忧,身体活动政策重心从体质转向健康,并建议人们从日常生活中一点一滴地积累每日所需的活动量,从而改善健康。政策走向从体质化转向健康化,从专门化转向生活化。① 回顾我国儿童青少年体育健康促进政策的发展,也存在相似的三个嬗变特征②:1. 增强体质政策树立了社会主义建设初期"强身健体"的育人目标;2. "健康第一"政策提出了改革开放之后基于大健康的学校体育指导思想;3. 体教融合政策开启了新时代"全面育人"的体育健康促进之路。由此可见,健康促进研究不仅关注身体发展和体质增强,更关注个体完整、平衡的健康状态。

在上述特征和趋势的综合影响下,社会生态学模型也被广泛应用于身体活动等健康促进的分析和干预研究中,健康促进已成为一个从自然科学到社会科学的跨学科研究领域。社会生态视角遵循系统普遍联系性和系统的层次性观点,把人作为系统元素,研究人与人、人与自然以及人与社会等因素之间的关系,更有利于综合考虑因素之间的作用机制。③ 这类研究集中关注的影响身体活动的系统包括政府、社区、学校、家庭、媒体等,④重点考虑的干预因素包括个体因素、个体间因素、组织机构因素、社区因素和公共政策因素。⑤

近年来,身体活动领域的研究对象也开始向学前阶段延伸,个体早期的身体活动水平被认为与成年后乃至一生的健康状态高度关联。在研究内容上,受到关注的有儿童身体活动水平的测量与评价、儿童静态行为、动作技能发展、环境因素等。由于儿童身体活动水平在很大程度上受到成人的影响,因此研究视角也开始聚焦托幼机构和家庭环境因素的影响,包括物质环境和社会环境,即探讨身体活动行为模式与环境因素之间的互动关系。比如有研究通过改善家庭和幼儿园的育儿理念及育儿方式来促进幼儿的体质与健康水平,指向家庭

① 郭海霞,潘凌云.美国身体活动政策:嬗变、特征及启示——基于政策文本的分析[J].北京体育大学学报,2016,39(8):8—13.
② 汪晓赞,杨燕国,孔琳,等.历史演进与政策嬗变:从"增强体质"到"体教融合"——中国儿童青少年体育健康促进政策演进的特征分析[J].中国体育科技,2020,56(10):3—10.
③ 陈培友.社会生态视域下我国青少年体力活动促进模式研究[D].南京:南京师范大学,2014.
④ 董如豹.社会生态学模型视角下美国和新西兰青少年身体活动促进研究[D].福州:福建师范大学,2016.
⑤ Mcleroy K. R., Bibean, D., Steckler, A., & Glanz, K.. An ecological perspective on health promotion programs [J]. *Health Education Quarterly*,1988,15(4):351‐377.

的主要做法是讲座、发放健康学习小报及手册，指向教师的主要做法是体育教育培训和督导、体育课教案的执行和安排、幼儿园体育环境的创新设计等。[①]另一个幼儿健康干预研究的重要方向是以教育方法或策略为中介改善幼儿健康环境质量。这类研究的一个分支主要探讨幼儿健康教育的方法、策略及手段。近年来的一个研究热点是围绕领域的核心经验，为教师的领域教学知识（PCK）提供支持，如华东师范大学研究团队从运动、生活、心理健康三个维度构建了健康领域的核心经验框架，为教师提供了从理念到活动课程、教学法等多方面的支持，[②]从而改善园所中幼儿的发展环境。还有一个主要分支则是研究幼儿健康的家庭教育和家园合作。研究者比较倾向于探讨家庭教育对幼儿健康特别是幼儿心理健康的影响，教师研究的关注点则多为幼儿健康的家园共育途径和策略。

综上可见，幼儿发展与健康促进研究在聚焦到幼儿健康领域时，呈现出一些共性的特点，一是强调系统发展的观点，从个体与环境互动关系的角度讨论幼儿健康促进成为热点，综合考虑幼儿所处微观系统中各类环境要素的特征及其对幼儿发展带来的影响；二是研究视角侧重社会环境对幼儿健康的影响，也即从环境质量的过程性要素角度，关注与儿童发展有更直接联系的变量，如师幼互动、活动过程、教师和家长参与等。儿童早期发展对一生的健康具有奠基性作用，但国内健康促进的研究对象很少关注学前儿童，尤其是从系统发展观视角加以考察的研究更是极少，其挑战在于开发出能够落地操作的应用框架，将生态系统理论的丰富内涵与具体教育实践之间联结起来。

---

① 王利红.幼儿体质与健康促进家园共建模式的构建及其实证研究[D].北京：北京体育大学,2011.
② 柳倩,周念丽,张晔.学前儿童健康学习与发展核心经验[M].南京：南京师范大学出版社,2016.

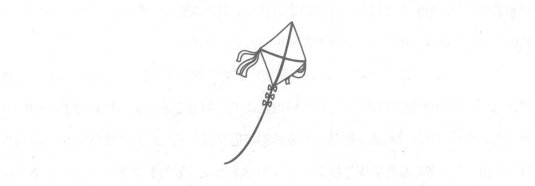

# 第二章

## 工 具
### 测量与评估

评价不仅可用来识别个人、机构或整个教育体系的长处和短处,它还是能带来变化的强有力的影响源。[①] 对幼儿健康的评价亦是如此。幼儿健康评价不仅可以识别幼儿个体的健康状况,也能较全面地掌握一个群体的整体健康水平,还可以发现教养环境(幼儿家庭、学前机构等)与幼儿健康之间的关系,从而为改善幼儿健康状况发挥有力的影响。评价之所以能发挥上述影响,有赖于合理的评价工具作为中介。

评价工具首先是一种价值导向的承载。由于评价对教育发展有力的指挥地位,评价的导向就显得格外重要。中共中央、国务院印发《深化新时代教育评价改革总体方案》,在总的指导思想上要求扭转不科学的教育评价导向。教育部印发《幼儿园保育教育质量评估指南》,更进一步提出幼儿相关评价应当"遵循幼儿发展规律和教育规律""以促进幼儿身心健康发展为导向",切实扭转"重结果轻过程、重硬件轻内涵、重他评轻自评"等倾向。在幼儿健康的评价工具开发中,应当遵循上述指导思想,通过发挥评价的引导、诊断、改进和激励功能,更好地为幼儿健康提供支持。

其次,评价工具因不同评价主体、不同评价目的而异。宏观层面对群体的健康监测与微观层面对个体的健康管理显然在工作思路和操作方式上都会有很大的差别。而即便都是群体性信息采集,针对不同样本规模和样本来源的采集工具及方式也会有所区别。比如对3—6岁幼儿健康的大样本调查与幼儿园老师对本班幼儿健康状况的观察评估,在指标工具的设计上一定有不同侧重,其所发现的问题和后续的相关干预措施也是在不同层面去分析与思考的。

① Broadfoot,P.. *Education*,*Assessment and Society*[M]. Buckingham:Open University Press,1996. 转引自:周欣.儿童早期学习与发展的目标与评估:范式转换中的价值取向[J].全球教育展望,2015(7):40—51.

# 第一节 幼儿健康监测指标的探索与开发

幼儿时期是人体生长发育的重要阶段，也正处于心理成长和发展的关键时期，具有巨大的发展潜力和可塑性。从宏观上看，政府相关部门要及时反映、追踪乃至预测幼儿健康的发展水平，从而制定有效的相关政策为幼儿健康保驾护航，需要长期监测相关数据，也就需要开发相应的监测指标和数据采集工具。

包括我国在内的许多国家都制定了儿童健康指标体系，用以跟踪评价儿童健康水平及监测相关影响因素。我国现行的儿童健康指标体系以《中国儿童发展纲要》为基础，该指标主要聚焦儿童生命健康（出生缺陷、出生死亡率等），较少涉及儿童生命发展过程中的健康问题，如疾病的预防与治疗、生活方式、环境系统等。在幼儿健康的研究领域，教育、卫生、体育等相关部门分别聚焦健康教育、生长发育、体质监测等内容开展过一系列研究。在实际操作层面，我国的儿童健康检查制度主要包括入园健康检查和定期健康检查（1—3岁每年两次，3岁以上每年一次），侧重于生长发育和严重疾病（传染病）筛查角度的健康体检。目前我国幼儿健康的数据散见于儿保机构体检系统、幼儿园保健系统以及医院的就诊系统等，未能形成一个统一的数据库，且上述系统中对"健康"的界定也较为狭义，并不能反映幼儿健康的整体状况。本节尝试以形成一套较规范有效、切实可行地获取3—6岁幼儿健康发展基础性数据的采集工具为目标，讨论幼儿健康监测指标的探索开发。

## 一、幼儿健康监测的理论基础——教育生态学的启示

在第一章第三节,我们已经讨论了系统发展观对学前教育的影响,在这一理念下,对个体发展的讨论必须置于其所处的生态环境中,发展是在人与环境的互动中实现的。教育生态学自二十世纪六七十年代在西方兴起至二十世纪末,曾出现了三种较为典型的研究趋向[①]：1. 研究学校生态环境、课堂生态环境及其对个体行为和教育教学的影响的微观教育生态学；2. 研究教育生态系统中影响系统发展变化的重要生态因子的教育生态学；3. 把教育看作一个各因子在功能上协调一致的生态系统,具体研究教育生态系统的构成要素、特征、功能、运行机理等的宏观教育生态学。进入二十一世纪,教育生态学研究开始在我国兴盛起来,并呈现出"由宏观研究走向微观研究""由理论探讨走向实践分析"[②]的研究特点。上述趋势或特点的共同点是从整体的、联系的、动态的视角来考察教育问题。

从教育生态学的视角来看,研究幼儿健康也要放置在一个生态系统中加以考察,尤其是与幼儿日常生活关系密切的家庭和幼儿园系统。在这两个微系统中,各有一些生态因子可能对幼儿健康带来影响,幼儿健康监测正是希望构建起相关生态因子的结构框架,并分析其与幼儿健康发展的关系。

## 二、幼儿健康监测指标的设计原则

指标工具编制过程是否合理,直接影响工具本身的合理性。[③] 因此,在幼儿健康监测指标的开发研制过程中,首先确立了以下原则。

### （一）在对幼儿健康概念深入理解的基础上开发指标框架

如前所述,世界卫生组织对"健康"的定义是迄今应用最广、认可度最高的健康概念,"一个人在身体健康、心理健康、社会适应良好和道德健康四个方面皆健全"才算健康（世界卫生组织,1990）。指标研制充分考虑了世卫组织对"健康"的定义,并参考教育部制定的《3—6 岁

---

① 范国睿.美英教育生态学研究述评[J].华东师范大学学报（教育科学版）,1995(02)：83—89.
② 邓小泉,杜成宪.教育生态学研究二十年[J].教育理论与实践,2009,29(13)：12—16.
③ 刘焱,潘月娟.《幼儿园教育环境质量评价量表》的特点、结构和信效度检验[J].学前教育研究,2008(06)：60—64.

儿童学习与发展指南》中对"健康"的说明，"发育良好的身体、愉快的情绪、强健的体质、协调的动作、良好的生活习惯和基本生活能力是幼儿身心健康的重要标志"，将身体健康、心理卫生以及生活适应状况一并纳入对幼儿健康的考量。

### （二）将幼儿健康的环境影响因素纳入指标框架整体考量

前文我们重点讨论了置于环境中的幼儿健康，以阐明健康是先天基础和后天环境共同作用的结果。"环境"概念取自生态系统观的理念，不仅包含空间资源等物质环境，更强调日常生活中人际互动等心理和社会环境。在对幼儿健康进行宏观监测时，除了需要搭建起幼儿健康的敏感指征框架，同样重要的是，也希望能对幼儿日常主要生活环境中的相关因素进行采择，包括家庭环境和园所环境，以发现哪些环境特征与幼儿健康存在更为密切的联系，从而为后续的实践改进提供线索和依据。

## 三、幼儿健康监测指标的结构与内容

幼儿健康监测的核心是"幼儿健康"，同时考虑幼儿的家园教养环境和相关背景情况，共包含3个一级指标——核心变量"幼儿健康"、影响因素"家园环境"和背景变量"基本情况"。根据每个一级指标的内涵，进一步将其分解为若干个二级指标和三级指标。指标框架共包含3个一级指标、9个二级指标和37个三级指标。

### （一）核心变量——"幼儿健康"

一级指标"幼儿健康"涵盖了对幼儿健康的整体理解，共包含身体健康、心理卫生和生活适应3个二级指标。

"身体健康"主要指向"发育良好的身体""强健的体质"和"协调的动作"，参考医学、体育、教育等领域的已有研究，"身体健康"指标细分为"身体发育"和"身体素质"2个三级指标。其中，"身体发育"指标基本上表达了早期对"健康"的狭义理解，即用人体测量、体格检查和各种生理指标来衡量健康，对幼儿健康状况仍具有很重要的说明意义；同时，考虑到现代社会背景下幼儿健康所面临的一些新挑战（如视力问题、龋齿问题、过敏体质等）补充了相应的监测点。"身体素质"通常指的是人体肌肉活动的基本能力，是人体各器官系统的机能在肌肉工作中的综合反映。身体素质一般包括力量、速度、耐力、灵敏、柔韧等。监测点的设计参考了国家体育总局 2019 年发布的《第五次国民体质监测工作方案(幼儿、成年人、老年人部分)》中有关 3—6 岁幼儿组的监测项目,以便更科学地监测幼儿体质水平,另外,考虑到精细动作发展在学龄前期的重要价值,指标中补充了对幼儿精细动作的监测点。

"心理卫生"主要指向幼儿的情绪和社会性发展。参考古德曼(Goodman R.)于 1997 年编制的"长处与困难问卷"(教师用表,简称 SDQ),该量表已被 40 个国家和地区引进应用,有研究者探讨了该量表在中国上海地区的应用,分析结果与国外的结果相一致,研究认为其具有良好的信度和效度[①],且条目简短易懂,操作可行性较好。本指标框架参考 SDQ 中的 5 个因子构造了"心理卫生"的 5 个三级指标:情绪行为、品行行为、注意力行为、同伴交往行为和亲社会行为。

"生活适应"考察幼儿日常生活中的健康习惯养成。在一些看法中,健康习惯被认为是健康的影响因素而并不是健康本身。随着对健康问题的研究和理解的不断深入,健康习惯与结果性健康指标之间的紧密关系已经得到了证实——比如身体活动不足被认为是影响全球死亡率的主要风险因素,世卫组织收集的证据表明,现代社会中久坐不动、长时间屏幕暴露等行为特点会带来不良的健康后果,可能与儿童和青少年的超重、肥胖以及青少年的心理健康问题有关。同时,健康习惯是主体自身的行为特征,为了凸显个体健康习惯的重要性,同时也为了区别于原因变量的环境影响因素,本指标框架将其纳入核心变量"幼儿健康"的范畴中。"生活适应"主要对生活习惯和自理能力 2 个三级指标加以考察,主要涵盖了幼儿在饮食、睡眠、身体活动、屏幕暴露等方面的习惯和能力。

### (二) 影响因素——"家园环境"

在系统发展观的理念下,幼儿的健康状况受到其日常所处环境的影响,因此幼儿健康监测将 3—6 岁幼儿主要的两个生活场景(家庭和幼儿园)共同纳入考量,作为影响因素并列构成一级指标"家园环境"。出于优化环境质量的目的,"家园环境"指标所聚焦的是幼儿教养环境的过程性质量因子和结构性质量因子,并侧重于教育可干预的影响因素。该指标根据

---

① 杜亚松,等.长处和困难问卷研究[J].心理科学,2006,29(6):1419—1421.

不同场景分解为二级指标"家庭教养环境"和"园所保教环境"。

"家庭教养环境"指标指向家庭对幼儿健康的影响，侧重对家庭生活中与幼儿健康直接相关的特征和事项进行采择，包含"空间环境""生活照料"和"亲子陪伴"3 个三级指标。"空间环境"考察幼儿家庭日常居家的活动空间，"生活照料"考察家庭在幼儿饮食、作息、身体活动、卫生保健等方面的常规做法，"亲子陪伴"考察家长日常陪伴幼儿的情况，具体指向亲子互动的持续性、丰富性和亲密性三个方面。

"园所保教环境"指标指向幼儿园等托幼机构对幼儿健康的影响，区分为园级和班级两个不同层面。园级层面着重考察幼儿园营养保健、空间装备及安全性的整体情况，以结构性质量因子为主，具体包含"空间与设施""保育支持"2 个三级指标，分别考察幼儿园的室内外活动空间、运动器械与运动玩具配置及其安全性，以及三大员配置情况与保健指导干预情况；班级层面着重考察教师的教育教学行为对幼儿身体活动和心理健康的支持情况，更聚焦过程性质量因子，包含"身体活动支持""生活适应支持""心理健康支持"3 个三级指标，主要考察教师的相关教育实践过程。

### （三）背景变量——"基本情况"

背景变量主要是人口学统计变量，包括幼儿及其家长、教师、园长的基本情况，以及幼儿园的基本情况，为幼儿健康的差异分析提供分组依据，作为前置变量进行设计。

## 四、幼儿健康监测指标的信效度分析

幼儿健康监测的监测点分别指向幼儿、家长、教师、园长等不同对象，因此也分别相应设计了幼儿卷、家长卷、教师卷、园长卷等不同问卷工具。研究对工具中的量表题部分进行了信效度分析，主要包括幼儿心理卫生、幼儿生活适应、家庭亲子陪伴、教师支持等子量表。

### （一）信度检验

运用工具对东部发达地区某一线城市 957 个幼儿班级（小、中、大班各占三分之一）共计26 201 名幼儿进行采样，男孩和女孩占比分别为 51.6% 和 48.4%，性别结构上与人口统计的结果保持一致。教师教龄分布主要集中在 1—5 年（25.4%）、6—10 年（28.8%）和 11—15 年

（21.4%）三个教龄段，分别对应职业发展的职初期、发展期和成熟期，结构良好。

采用统计分析软件 SPSS26.0 进行内部一致性信度检验：幼儿心理卫生量表总体一致性信度系数 $\alpha = 0.917$，其五个分量表中，除同伴交往 $\alpha$ 系数低于 0.6 外，其余四个分量表 $\alpha$ 系数均大于 0.8；幼儿生活适应量表总体一致性信度系数 $\alpha = 0.798$，两个分量表的 $\alpha$ 系数均大于 0.7；家庭亲子陪伴量表总体一致性信度系数 $\alpha = 0.908$，三个分量表的一致性信度系数 $\alpha$ 均大于 0.75；教师对幼儿身体活动支持量表总体一致性信度 $\alpha = 0.880$，三个分量表的一致性信度系数 $\alpha$ 均大于 0.75；教师对幼儿心理支持量表总体一致性信度 $\alpha = 0.931$。总体上，幼儿健康监测工具的各量表的信度系数 $\alpha$ 一致性信度较高，达到了作为研究测量工具的要求，具有较高的内部一致性。

### （二）效度检验

由于较难找到结构内容相似的其他量表来考察校标效度，因此，研究主要采用专家评判法检验了量表的内容效度，以及采用探索性因子分析检验了结构效度。

首先由专家评判本量表的指标框架和监测点是否符合监测的目的和要求。通过访谈多位学前教育行政、教研、科研人员和一线园长、教师、保健教师，专家认为指标和监测点能较好地支持对幼儿健康相关信息的采集。

对家庭亲子陪伴量表探索性因子分析形成三个有效维度，累积方差贡献率为 74.8%，维度划分较好。各题均只在单个维度上的载荷大于 0.7，属于有效题项；对教师对幼儿身体活动支持量表探索性因子分析形成三个维度，累积方差贡献率为 67.5%，维度划分较好。各题均只在单个维度上的载荷大于 0.5，属于有效题项，通过了效度检验。

# 第二节 幼儿健康的个别化观察与评估

随着教育界反思标准化测验在年幼儿童身上使用的诸多共性弊端，替代标准化测验的真实评价得到重视和应用，围绕真实评价的工具、技术、模式及质量标准等的深入研究也逐步得以开展。[①] 同时，过程性评价方法的不断完善也使评价与课程实践的关系愈发紧密。

### 真实性评估视角下的评价范式转换

真实评价方法提倡教师在自然情境下持续搜集儿童的行为表现，以保证评价情境的真实性，捕捉儿童真正"真实"的实际表现。[②] 参与观察法由于能够较好地维持评价情境的自然状态，因此也是教师较常采用的真实性评价方法。参与观察也称为自然观察，与实验观察对观察情境作实验控制的方法相比，参与观察是在自然状态下研究者参与某一情境中进行的观察。参与观察也需要根据不同的评价目的设计使用各种观察记录工具来获得评价证据，如检核表、等级评定表、表现水平评分指南等。例如，在国际上具有较大影响力的美国高宽项目（High/Scope）所使用的高宽儿童观察记录（COR）就是一种适用于 0—5 岁儿童的、基于观察对儿童发展进行系统评价的工具。COR 的评价内容包含学习品质、社会性和情感发展、身体发展和健康等 9 个领域，每个领域都包含 2—7 个观察条目，共计 36 个。教师使用轶

---

[①] 高敬.儿童发展真实评价在美国早期教育运用的分析及启示[J].外国教育研究，2018(10)：25—37.

[②] Kostelnik，J. M.，Soderman，A. K.，Whiren，A. P. & Rupiper，M. L.. *Developmentally Appropriate Curriculum-Best Practices in Early Childhood Education* [M]. Boston：Pearson Education，2007：185.

事记录和档案袋条目记录对幼儿进行观察，系统收集幼儿成长的具体证据，包括绘画、涂鸦、书写或者其他作品，然后从《评分指南》中选择与记录中描述的幼儿行为最相匹配的条目，给予幼儿相应水平的计分。[①]

随着国际学术交流的加强，我国学前儿童发展评价的方式也逐步从主要采用测试量表发展为综合运用观察法、作品分析法、谈话法、问卷调查法、档案袋评价法、游戏评价法等多种方法，[②]基于真实情境对儿童进行动态的过程性评价越来越受到关注。

**教育评价与课程实践的密切关联**

评价是能带来变化的强有力的影响源。近年来教育评价的一个重要转向是强调评价内容应与学校的课程内容相联系，评价应该能够指导课程实践。真实评价可以在课程或活动开展过程中进行，帮助教师根据评价的信息来判断当前的活动内容是否适合全体或个别儿童，使评价的结果能为课程的设计和修改提供相关的信息，从而使课程目标与评价之间产生密切的联系。[③] 美国早期教育中采用的真实评价技术之一正是采用嵌入相关课程的评价，即由教师或熟悉儿童的评价者通过活动内容设计将评价"嵌入"班级实施的部分课程中，发展评价指标被系统地、有机地融入幼儿园自然发生的一些日常活动中，在幼儿完成特定活动任务的过程中，教师对幼儿进行相关评价。[④] 由此可见，真实评价的这种特点可以改变课程（活动）与评价相割裂的状态，使两者有可能在一个过程中同步进行，进而，根据评价结果对课程内容的设计和调整也是教育干预的一部分，这使课程、评价与干预成为相互紧密关联的教育内容。

充分借鉴真实性评价的思想，同时注重评价与教育教学实践之间的联动，本节将聚焦幼儿健康，重点讨论如何以观察法为主要方法开展幼儿健康的过程性评价，呈现基于幼儿日常行为的观察记录开发幼儿健康观察评估工具的过程，以及用于教师日常观察的幼儿健康领

① 黄爽，霍力岩.美国《学前儿童观察记录系统》的内容、特点与启示[J].基础教育，2018(5)：80—89.
② 付娜.近30年我国学前儿童发展评价研究发展特点及趋势[J].当代学前教育，2015(1)：4—7.
③ 周欣.表现性评价及其在学前教育中的应用[J].学前教育研究，2009(12)：28—33.
④ Grisham-Brown, J., Hallam, R. & Brookshire, R.. Using Authentic Assessment to Evidence Children's Progress Toward Early Learning Standards [J]. *Early Childhood Education Journal*，2006，34(1)：45-51.

域表现水平评分指南。

## 一、幼儿健康观察与评估的目标与思路

幼儿健康的个别化观察与评估研究通过对个案的非参与式跟踪观察，记录和分析幼儿在园的一日生活，挖掘和提炼与健康相关的观测指标，构建幼儿健康个别化评估的教师观察工具并实施观察评估，为幼儿教师开展个性化健康教育提供支持。

幼儿健康个别化评估观察工具的研制思路是自下而上的聚焦和自上而下的采择匹配相结合。研究综合运用观察法、行动研究法、文献研究法、访谈法等研究方法，对幼儿开展在园一日生活非参与式跟踪观察，通过对其一日生活中的行为特征与健康水平的比较分析，同时查阅和参考国内外儿童观察工具，提炼和梳理出幼儿健康的日常观察指标，并以访谈等方式征求专家和一线教师的意见，设计开发幼儿健康个性化评估教师观察工具。研究使用工具进行试评估，形成观察工具使用手册。

## 二、幼儿健康观察与评估工具的研制过程

幼儿健康观察评价工具的研制是一个自下而上的聚焦与自上而下的采择匹配相结合的过程。在具体做法上，一方面侧重于开展幼儿观察，通过观察方法的不断结构化和对观察记录内容的不断聚焦，逐步逼近核心指标，形成观察指标的基本框架；另一方面则是阅读与吸收有关幼儿健康指标体系的国内外相关文献，探究其课程背景和设计思路，不断修正本指标框架内在逻辑的合理性。

### （一）自下而上的指标归集：从描述性观察记录到逐步聚焦的结构化观察

幼儿健康的观察指标来自从白描到结构化的观察实录。研究过程中的幼儿观察是一个不断聚焦的过程，从最初的全面记录、到目的性记录、再到时间取样法的记录，整个周期持续了大约一年半时间。其目的是通过对幼儿一日生活的记录，逐步概括提炼其行为表现中与"健康"相关的行为符号，并反复验证其用于指征幼儿健康状况的典型性。随着观察者实施观察的结构化程度不断提高，幼儿健康的观察指标框架也就逐步凝练形成。观察者除了专

业科研人员,也包含来自幼儿园的一线教师,每轮观察开展前项目组都组织开展了专题报告或工作坊形式的观察方法培训。

**1. 首轮预观察:详细的轶事记录,熟悉观察方法和幼儿健康指征**

预观察的主要目的有两方面,一是通过对教师观察能力的初步评判,挑选正式观察的观察者;二是结合观察法培训工作坊,加深观察者对观察方法的理解和幼儿健康指征的认识。预观察的观察对象为在 3 所幼儿园中随机抽取的 12 名幼儿,观察方法为轶事记录法,教师跟踪观察对象在园一日活动中与健康领域相关的活动环节,主要包括来园、点心、自主游戏、运动、盥洗、午餐、午睡、个别化活动等,根据每个环节提前预设的记录重点,以白描方式记录被观察对象的行为表现。

通过对幼儿录像的集体研讨等方式,观察者们共同捕捉和梳理幼儿行为表现中与健康相关的指征,并围绕预观察中所出现的"不客观""不准确""不完整"等主要问题进行了培训与自我反思。

**2. 第二轮观察:聚焦重点的轶事记录,归纳形成初步的健康观察指标**

正式观察在 3 所幼儿园同步开展。每所幼儿园抽取 12 名幼儿作为观察对象,分别是小、中、大班各 4 名,总计 36 名幼儿,抽样方式为目的抽样。观察对象的选择不仅考虑了性别平衡,同时根据教师的判断和幼儿在健康测查中的表现,从动作水平、生活习惯、情绪能力等几个方面均兼顾了表现较好和较弱的两类幼儿(见表 2-1)。

表 2-1　幼儿健康观察第一轮观察对象情况表

| | | W 幼儿园 | S 幼儿园 | J 幼儿园 | 总计 |
|---|---|---|---|---|---|
| 性别 | 男 | 6 | 8 | 7 | 21 |
| | 女 | 6 | 4 | 5 | 15 |
| 年龄 | 小班 | 4 | 4 | 4 | 12 |
| | 中班 | 4 | 4 | 4 | 12 |
| | 大班 | 4 | 4 | 4 | 12 |

续　表

| | | W 幼儿园 | S 幼儿园 | J 幼儿园 | 总计 |
|---|---|---|---|---|---|
| 动作水平 | 较好 | 6 | 7 | 7 | 20 |
| | 较弱 | 6 | 5 | 5 | 16 |
| 生活习惯 | 较好 | 7 | 7 | 6 | 20 |
| | 较弱 | 5 | 5 | 6 | 16 |
| 情绪能力 | 较好 | 10 | 9 | 10 | 29 |
| | 较弱 | 2 | 3 | 2 | 7 |
| 总计 | | 12 | 12 | 12 | 36 |

观察者在一日活动的八个活动环节（来园、点心、自主游戏、运动、盥洗、午餐、午睡和个别化美工活动）对幼儿实施非参与式跟踪观察。在每个观察环节，观察者根据观察对象的自然活动转换进行分段记录。除因观察者调离而未能完成 1 位幼儿的观察记录，在两个月时间里，项目组收集了 35 名幼儿的一日活动主要环节的行为记录。主要呈现方式如下例所示：

运动环节【观察开始时间：8:20　观察结束时间：9:00】

由于观察当天下雨，所以运动环节是在室内活动室进行的。活动室内的主要器械包括：轮胎和梯子组合搭起的小桥，A 字型攀爬网，靠墙还有一排台子。

1#【1 分 05 秒】运动前准备

小宝两腿分开与肩同宽，双手叉腰，跟随老师的儿歌"脖子扭一扭、屁股扭一扭"做转头和扭腰动作。听到老师说"小脚踢一踢"时，她双手叉腰左腿向前伸出，同时身体右倾有些不稳。左脚落地后，右脚再向前踢，因为不稳，很快右脚也落地了。

她往左前方走了几步，学着老师双手握拳转动手腕，转身和同伴面对面再次转动手腕，并向前、后、左、右伸展了手臂。老师开始讲解规则，她笔直站立看着老师，老师发出"解散"指令后，她走去保育员处排队塞毛巾。

通过对观察记录进行文本的内容分析和归纳梳理，我们提炼出了每个活动环节与健康相关的主要表现关键词（见表 2-2）。

表 2-2　幼儿在各活动环节与健康相关的主要表现关键词及指标归类

| 活动环节 | 主要表现关键词 | 指标归类 |
| --- | --- | --- |
| 来园 | 精神状态，师幼互动、家园互动，情境转换 | 心理健康 |
| 点心 | 食欲，挑食，使用餐具，收拾餐具，餐后卫生 | 行为习惯 |
| 自主性游戏 | 互动（发起游戏、邀请同伴、求助、矛盾冲突、攻击性），情绪表达和调整 | 心理健康 |
| 美工活动 | 精细动作（画、剪、折、拼搭等） | 身体健康 |
| 盥洗 | 喝水习惯，洗手习惯，如厕习惯，玩弄生殖器行为 | 行为习惯 |
| 运动 | 动作类型【走、跑、跳、爬（钻爬或攀爬）、抛、掷、踢、骑车等】，安全意识和自我保护，运动兴趣，主动增减衣服，擦汗 | 身体健康 |
| 午餐 | 食欲，挑食，使用餐具，收拾餐具，餐后卫生 | 行为习惯 |
| 午睡 | 穿、脱衣服鞋袜，整理床铺，午睡习惯，盗汗 | 行为习惯 |

通过对上述关键词的指向进行区分，我们从身体健康、心理健康、健康行为习惯三个方面进行了归类，形成了幼儿健康观察评价的第一版指标框架——表格中"指标归类"的三个方面即为观察的维度，"主要表现关键词"即为观察点。下一步的观察重心也就此明确：根据小、中、大班幼儿的不同行为表现，初步寻找幼儿在各观察点上不同水平的线索。

3. 第三轮观察：结构化的观察记录，收集典型行为，概括五级水平

第三轮观察开始前，项目组先对首版指标与文献研究结果进行了比较，重点是将原本比较零散的观察点进行归类整理，由此修改形成第二版指标框架，并在该版指标的基础上设计了结构化的观察方案。

第二版指标框架确立为三级指标（评价维度—评价内容—观察点）：第一级评价维度包含"运动能力""心理卫生"和"健康习惯"三个大类；第二级评价内容是对评价维度的分解，以"运动能力"为例，主要借鉴多国早期发展标准和运动领域经典评价工具，评价内容设置了

"粗大动作"和"精细动作"两部分；在第二级指标下进一步分解出第三级观察点，如"粗大动作"分解为运动中的多种动作类型以便落实观察的重点，同时各观察点涵盖了所有的主要表现关键词。三级指标的确立吸收了来自文献和实地观察记录两方面的证据。同时，根据第一轮观察中所收集的来自小、中、大班幼儿的表现，对每一个三级指标（观察点）初步列出了若干不同水平的表述，即"行为符号"。在上述三级指标框架的基础上，本轮观察设计了结构化观察记录表，目的是收集不同年龄段幼儿在各观察点的典型行为，为检验并完善不同水平"行为符号"的表述提供依据，从而能进一步提炼出每个观察点的发展序列。

指标框架所包含的观察点分散在幼儿一日活动的多个环节，是一种多点对应的关系。比如精细动作既可能出现在幼儿的生活活动中，也会在游戏与学习中高频发生。为了便于观察实施，按活动环节来组织观察是最具可操作性的方式。因此，项目组将指标按"运动""生活""游戏与学习"三类活动进行了拆分，形成了三套观察记录表。如表2-3"运动环节观察记录表（部分）"所示，该表包含了在运动环节较常出现的观察点，便于教师在一次运动活动中集中捕捉各观察点的典型行为。

表2-3 运动环节观察记录表（部分）

| 观察点 | 行为符号 | 幼儿编号+典型行为 |
| --- | --- | --- |
| 移动性动作 | 平稳地走、跑、跳 | |
| | 听指令做动作（粗大动作） | |
| | 障碍行进 | |
| | 动作组合（粗大动作） | |
| | 行进中躲避未知障碍 | |
| | 其他 | |
| 操作性动作 | 抛、扔、踢物体 | |
| | （以下省略） | |
| 运动兴趣 | 参与运动的积极性 | |
| | （以下省略） | |

续　表

| 观察点 | 行为符号 | 幼儿编号+ 典型行为 |
|---|---|---|
| （以下省略） |  |  |
|  |  |  |
|  |  |  |

观察对象（班级、编号、姓名、性别、出生日期）

观察记录日期：

　　本轮观察对象的抽样方式是在三所幼儿园的小、中、大班各随机抽取 10 名幼儿，共计 90 名幼儿。观察方法为时间与事件取样法，即在指定的时间段内，观察记录指定幼儿所出现的与指标行为相关的表现。时间与事件取样法相比单一的事件取样法增加了时间维度的随机性，一方面能一定程度上反映出"行为符号"出现的频率高低，同时也能减少因教师主观经验判断可能导致的对某些"行为符号"的偏好或忽视。以运动环节实施的一次观察为例，说明时间和事件取样法的具体操作方式：

　　S 幼儿园的 A 教师选择 4 月某日上午的自主运动环节为观察时间段（40 分钟），观察对象为大班被抽样的 3 名幼儿，编号为 1—3 号。使用运动环节观察记录表记录。

　　活动开始后，A 教师立即跟随 1 号幼儿观察 30 秒，之后的 30 秒简要记录 1 号幼儿的主要行为表现，并填写在记录表相应的"行为符号"栏，如无相符的"行为符号"则记录在"其他"一栏。即在 1 分钟内完成对 1 号幼儿的观察记录。

　　紧接着转移观察 2 号幼儿，方式与对 1 号幼儿的观察记录方式相同。以此类推，对 1—3 号幼儿都完成一轮观察记录后（理论上需要 3 分钟，实际在转换观察对象过程中会有耗时），教师休息调整 2 分钟，然后进行第二轮观察，方式与第一轮相同。

　　按上述方式一直持续到该次运动活动结束即完成一次观察。若幼儿在被观察的时间段内未出现与观察点相关的表现，如在发呆或排队等待无所事事等，则不作记录。

观察记录以小组为单位开展，每 3—5 名幼儿为一组，每次观察仅聚焦一个活动环节。本轮观察共收集观察记录 92 份，从活动环节角度包括运动环节观察记录 34 份，生活环节观察记录 22 份，游戏与学习环节观察记录 36 份；从年龄段角度包括小班 28 份，中班 32 份，大班 32 份。观察记录覆盖了所有观察点，也包含了幼儿园不同年龄段幼儿的行为表现。通过对所有观察记录的汇总，我们概括梳理了每个观察点的五级水平，初步收集了各水平的典型行为示例，形成了第三版的幼儿健康观察指标框架（意见征求稿）。典型行为示例可以看作是对观察点每一级水平的补充解释，在评价工具的使用中，示例能够帮助使用者更好地理解指标的内容，支持使用者找到观察点及其水平在行为表现中的具体落点。在此意见征求稿的基础上，经过了项目组内一线教师研讨、专家评判法的内容效度检验，再次修改形成了第四版指标框架。

**4. 第四轮观察：动作能力观察检核表，对五级水平的频数统计验证**

受观察方法的局限，根据第三轮观察记录所提炼的五级水平尚缺乏足够证据来说明其递进的合理性，尤其是动作能力部分在多次研讨活动中还存在一些争议。因此项目组有针对性地设计了第四轮观察，以检核表方式收集幼儿行为表现的量化证据，重点考察动作能力指标五级水平的合理性。

如表 2-4 所示，检核项对应了运动能力各观察点的五级水平，并在此基础上作了一定扩充，以期通过考察不同年龄段幼儿在各检核项上的完成频次来确定其难度水平的递进。本轮适当扩大了观察对象的范围，选取方式是：在三所幼儿园的每个年龄段（小、中、大班）各选取 24 名幼儿，共计 216 名幼儿。每位观察者每周重点观察 3 名幼儿，在日常活动中捕捉到幼儿出现检核表中的相应行为就标注"√"，如一周中有检核项未能观察到，在下一周教师则有目的地提供相应活动机会。如仍无法观察到，就标注为"N"。在两周时间内，有合适活动机会的情况下，幼儿未能表现出相应行为就在该检核项标注"×"。经过对完成率的统计，以小班在各项上的完成情况进行难度水平排序，并参考中、大班数据进行微调，由此，对幼儿健康观察指标进行了再一次的修改完善。

表 2-4　幼儿动作能力观察检核统计表

| 观察点 | 难度 | 检核项 | 完成率 | | |
|---|---|---|---|---|---|
| | | | 小班 | 中班 | 大班 |
| 姿势与平衡 | 1 | 单足立(2—3秒) | 94% | 96% | 97% |
| | 1 | 走平衡木(独木桥) | 90% | 100% | 99% |
| | 2 | 原地模仿动作 | 85% | 99% | 99% |
| | 3 | 连续跳3—4步后能停稳 | 56% | 99% | 91% |
| | 3 | 能踩高跷走一段距离 | 54% | 99% | 96% |
| | 4 | 双手悬垂 | 15% | 78% | 78% |
| | 5 | 双手悬垂向前移动 | 0% | 36% | 42% |
| 移动性动作——走、跑 | 1 | 双臂摆动跑 | 90% | 97% | 99% |
| | 2 | 双脚交替下楼梯 | 78% | 100% | 97% |
| | 2 | 倒退走 | 81% | 91% | 97% |
| | 3 | 听指令跑和停 | 76% | 99% | 100% |
| 移动性动作——跳 | 2 | 双脚立定向前跳 | 82% | 97% | 97% |
| | 3 | 跳过障碍 | 75% | 84% | 94% |
| | 4 | 单脚跳两步以上 | 61% | 90% | 93% |
| | 5 | 改变方向跳 | 52% | 77% | 91% |
| 移动性动作——攀爬、钻爬 | 1 | 并手并脚攀爬 | 39% | 93% | 87% |
| | 2 | 交替脚攀爬 | 58% | 91% | 100% |
| | 4 | 钻爬过程中能灵活弯腰、紧缩身体等,动作连贯、一气呵成 | 63% | 91% | 86% |
| | 5 | 攀爬过程中有悬垂动作 | 9% | 46% | 78% |
| 移动性动作——组合动作 | 5 | 做操动作连贯、节拍准确 | 46% | 90% | 99% |
| | 5 | 行进中避开不可预知的障碍物 | 51% | 81% | 86% |
| 操控性动作 | 1 | 把东西扔出去(举手过肩) | 88% | 96% | 97% |
| | 2 | 投掷击中目标 | 87% | 91% | 94% |

| 观察点 | 难度 | 检核项 | 完成率 | | |
|---|---|---|---|---|---|
| | | | 小班 | 中班 | 大班 |
| | 2 | 原地踢球 | 75% | 91% | 96% |
| | 3 | 用棒或其他工具击打 | 54% | 68% | 93% |
| | 4 | 徒手接住抛来的物体 | 54% | 78% | 88% |
| | 5 | 连续拍球 | 40% | 91% | 99% |
| | 6 | 在跑动中进行抛、接、拍、踢等动作 | 28% | 54% | 84% |
| 精细动作 | 1 | 握笔涂鸦 | 100% | 97% | 97% |
| | 2 | 穿洞洞 | 87% | 87% | 93% |
| | 3 | 倒水且没有洒出来 | 72% | 86% | 100% |
| | 3 | 临摹或自己画一幅包含不同线条的作品 | 72% | 94% | 97% |
| | 4 | 拉拉链 | 69% | 97% | 97% |
| | 5 | 扣扣子 | 60% | 70% | 96% |
| | 5 | 沿线用剪刀剪出一个造型 | 52% | 97% | 97% |
| | 6 | 正确使用筷子夹物 | 4% | 90% | 100% |
| | 7 | 系鞋带或用绳子打结 | 0% | 13% | 65% |

包含预观察在内，工具研制过程共进行了如上四轮观察，同时伴以不断深入的文献研读分析交织贯穿，两条线索共同构成了幼儿健康观察评价指标开发研制的动态调整过程。

**（二）自上而下的工具完善：明确价值取向，优化指标框架**

**1. 从孤立的观察评价指标到回归课程与发展指南的过程性观察评价工具**

幼儿健康观察评价工具的价值取向经历了从孤立的评价指标到逐步回归课程、支持课程的变化过程。

最初启动本研究最直接的动因是，我们发现大规模健康测查项目在从大数据中发现群体特点和规律、服务宏观决策的同时,无法关照到对幼儿个体的发展评估,考虑到幼儿个体最真实的健康状态存在于日常活动中,要更贴近了解每一名幼儿的健康发展水平,必须借助科学的观察工具开展过程性的日常评价。在这一目标导向下,前期指标开发的重心紧扣在"评",更侧重于勾勒出每名幼儿在健康的几个主要方面的大致常态表现,强调观察和评价的真实性及准确性。

随着研究过程中对文献学习的不断深入,我们发现国际上很多相对成熟并得到广泛认可的幼儿评价工具都与其所依附的课程体系有着紧密的关联。高宽课程(High Scope)的经验说明,适宜的、综合性的评估工具(如高宽儿童观察记录)能帮助教师反思并以更广阔的视野看待课程中的儿童,了解课程是否符合儿童的需要。新西兰"学习故事"评价体系则充分声明了新西兰早期教育课程(Te Whariki)对评价方式的影响。教师评估幼儿的目的是了解他们的发展状况,并据此反思课程对幼儿成长的影响。因此,机构中的幼儿发展评价不应脱离课程孤立进行,而应依存并根植于儿童学习与发展标准和学前教育课程中。如果评价脱离了课程背景,则评价的真实性和准确性是无法仅依靠教师观察能力的提升来实现的。

基于此,幼儿健康观察评价指标的研制思路回归到《3—6岁儿童学习与发展指南》(以下简称《3—6岁指南》)和《上海市学前教育课程指南》(以下简称《课程指南》)这两份国家和地方的纲领性文件中,梳理在我国学前教育的课程实施中对幼儿健康的理解,并试图理清指标工具与两份《指南》的关系。对《3—6岁指南》的梳理主要围绕健康领域的目标和教育建议,其维度主要包括身心状况、动作发展、生活习惯与生活能力;对《课程指南》的梳理则重点关注"生活"和"运动"板块的基本经验以及儿童发展评价的内容。上述对两份《指南》的梳理通过指标框架和指标内容的设计被吸纳到评价工具中。在实施上,如图2-1所示,我们期望幼儿健康观察评估工具能提供类似"反馈弧"的作用,即在幼儿获取基本经验的过程中,借助评估工具进行阶段性的评估反馈,以帮助教师了解:在课程实施的支持下,幼儿在健康领域呈现出怎样的水平和特点,与发展目标之间的关系如何,从而为课程的后续调整提供依据,使评价结果与课程实施计划相衔接,评价成为幼儿园教育教学的过程和组成部分。

图 2-1　评价工具与《3—6 岁指南》及《课程指南》的关系

### 2. 对国外相关学习与发展标准及经典评价工具的考察、分析、吸收

项目组也参考了其他国家和地区早期教育课程或学习与发展标准中有关"健康"领域的内容，包括美国"开端计划"的早期学习框架、日本《幼儿园教育要领》等，吸取其在子领域结构、表述方式等方面的优点，进一步完善指标框架。例如，"健康习惯"指标在原来的表述中，更多呈现为对幼儿行为的要求（类似"吃饭时不挑食"），忽视了幼儿的自主性，并力求对生活习惯面面俱到，反而不利于教师开展观察和提供支持。在比较了日本的幼儿课程纲要后，在修改中突出了学龄前儿童能够且应当养成的几条具体习惯，并突出幼儿的自主意愿（"不挑食"的要求调整为"乐意与小朋友们一起进餐，吃饭时津津有味"），提醒教师重在支持幼儿充分感受生活、运动中的愉快和满足，从而引导幼儿自发地形成良好的健康习惯。

由于健康领域中占相当比重的部分是运动能力，因此项目组充分借鉴了体育运动领域的研究和经典评价工具。Peabody 运动发育量表（PMDS-2）适用于 0—72 个月的婴幼儿，由反射、身体控制和平衡能力、移动、器物操控、抓握、手眼协调六个分测验组成，并由各分测验的结果生成三种运动能力的总指数（粗大运动商、精细运动商和总运动商），从而了解受试者的运动能力发育情况。[1] 2000 年修订形成大肌肉群发展测试第二版（TGMD-2）用于评估 3—10 岁儿童粗大动作运动能力发育情况，由位移运动（locomotor）和物体控制运动（object control）两部分组成。[2] 通过对上述儿童运动能力经典评价工具的分析，并结合与相关专家的访谈，"身体控制和平衡能力、位移运动、物体控制运动"的分类方式最终被纳入了指标框

---

[1]　福利奥，菲威尔，等.Peabody 运动发育量表（第二版）[M].李明，黄真，译.北京：北京大学医学出版社，2006.

[2]　高学雷.《3—6 岁儿童粗大动作运动能力测量量表》的研究[D].沈阳：沈阳体育学院，2014.

架,成为分解"粗大动作"观察要点的重要依据。

### 3. 以专家评判法、访谈等方式听取多方意见

专家评判法主要考察工具是否符合评价的目的和要求。本工具的内容效度评价者由高校学前教育专业教师、学前教育教研员、学前教育科研工作者等 37 位学前教育专家组成。专家评判的结果表明,认为观察点的指标适宜性"高"和"较高"的比例合计达到了 83％以上,认为各观察点五级水平的表述适宜性"高"和"较高"的比例合计达到了 71％以上。说明"观察点"与"等级"较为适合幼儿健康观察评价的需要,能够区分幼儿健康水平的高低。

研究的访谈对象是 5 位资深园长和 1 位教研员。访谈提纲聚焦四个方面:工具指标框架合理性、五级水平的合理性、具体指标内容的教师接受度、观察评价实施的可行性。6 位访谈对象均较为认同指标框架,在部分指标的表述和五级水平的递进上提出了修改意见,在评价实施方面提供了操作模式的具体建议。上述反馈意见均在指标的修改和应用要点的呈现中加以吸收和体现。

### (三) 幼儿健康观察评价工具的试评估

幼儿健康观察评价工具的试评估分为两个阶段。

第一阶段试评估。评估对象为 3 所幼儿园中的 72 名幼儿。抽样方式为在每所幼儿园抽取 24 名幼儿,包括小、中、大班各 8 名,在所选班级中随机抽取学号为 3 的倍数的幼儿。以 1 个月为 1 个观察周期,共持续 4 个周期。参与评估的教师均为参与工具研制阶段四轮观察的人员,在共同学习和进一步熟悉指标框架及观察记录表后开展评估。每个周期中教师观察并以简单轶事记录的方式记录评估对象日常活动中的相关关键表现。在每个周期(1 个月)结束后,根据原始记录对幼儿在该周期的健康状况对照评估指标的阶段水平进行评估。

第二阶段"评估＋支持＋评估"。根据第一阶段的评估结果,3 所幼儿园每园选取 3 名幼儿(小、中、大班各 1 名),共计 9 名幼儿,对其相对偏弱的方面提供活动机会和保教支持。教师记录具体的活动调整情况和支持策略。在提供支持的同时,教师继续捕捉 9 名幼儿在日常活动中的相关关键表现,并在周期结束后进行评估。该阶段仍以 1 个月为 1 个周期,进行 2 个周期。

本轮试评估重点对评估实施的可操作性进行了研究，总结了具体操作中的合理方式和可能出现的问题，同时也是对指标应用性的检验。表2-5对试评估需解决的问题和相关反馈进行了简要汇总。通过试评估，对指标工具进行了进一步修改完善，并形成了针对工具的操作手册。

表2-5　试评估需解决的问题和相关反馈汇总表

| | 问题 | 试评估反馈 |
|---|---|---|
| 操作方式 | 在每个周期中如何安排对所有评估对象的观察？ | 定点观察和随机观察相结合：在合适的活动环节预先计划好观察对象（每次2—4人为宜），同时注意捕捉有突出行为的幼儿，随机进行观察记录。 |
| | 轶事记录的方式是否对教师工作带来压力？ | 在目前的师幼比现状下，教师要实施全班的观察确实有较大压力，建议采用与检核表相结合的方式进行记录。 |
| 记录要求 | 对每名观察对象记录几次为宜？ | 每名幼儿在每个观察点上至少有三次观察记录，以说明该行为水平的稳定性。 |
| | 记录是否必须与指标工具中的示例相匹配？ | 示例只是对指标的一种情境性解释，并不是用来测查幼儿发展水平的工具。另一方面，教师也可记录幼儿对某种行为或动作的尝试（尽管未能成功），为评价幼儿是否能达到某阶段提供参考。 |
| 环境支持 | 在1个周期中某些评估项目未能获得有效观察记录的支持，评估如何进行？ | 总体而言，评估工具的指标都不是局限在某一种情境下才可见的行为或表现，因此，若在1个周期中都无法观察到相应表现，应考虑在活动中提供相关的活动机会，包括环境支持。 |
| 工具的可信度 | 评估结果与教师主观感受是否基本一致？ | 观察评估结果与教师日常经验的判断基本符合。 |

## 三、幼儿健康观察与评估指标框架的结构及内容

### （一）评价维度、评价内容和观察点

幼儿健康观察评价指标框架由三级评价指标构成。第一级指标"评价维度"体现了评价体系的基本结构。在本评价体系中，幼儿健康概念的落脚点是"适应"，以"适应"为核心构造

幼儿健康的观察评估框架,体现出对健康概念的社会学理解视角——健康意味着对社会生活环境的全面适应,而不够健康的状态则减弱了个体完成社会角色、参与社会生活的胜任力。因此一级指标从身体、社会、生活三个方面的适应来整体架构幼儿健康:

身体适应,即幼儿是否具备一定水平的动作能力以适应日常生活中各种情境对身体动作的要求。

社会适应,即幼儿是否体现出良好的情绪和社会性发展以适应个体与社会互动的需求。

生活适应,即幼儿是否形成了良好的健康习惯以适应逐步走向独立自主的生活状态。

第二级指标"评价内容"体现了每一评价维度的范围与边界,以聚焦评价的主要内容,避免不同维度之间在内容上出现交叉。"身体适应"维度所关注的是幼儿的粗大动作和精细动作发展,"社会适应"维度紧扣的是幼儿的情绪发展和社会交往能力,"生活适应"维度则聚焦在幼儿的自理能力、安全意识和健康习惯三个方面。

第三级指标"观察点"是评价工具在具体操作时的落脚点,重点体现了评价的价值取向和实施观察的基本面向。以"身体适应"维度下"粗大动作"评价内容的观察点为例(见表2-6),幼儿粗大动作所包含的具体身体动作是非常丰富的,观察点没有落在某个动作的观察和评价上,而是提出了"姿势与平衡""移动性动作"和"操控性动作"三个观察的方向。这三个观察点不单纯是对粗大动作的一种分类方式,更重要的是通过对观察点的说明,指出了对幼儿粗大动作发展进行评价的价值出发点——并非是评价幼儿某个具体动作能否达成,而是评价幼儿粗大动作关键经验的获得情况,包括大肌肉动作的稳定性、灵活性、协调性及操控物体的技能水平。

表2-6　幼儿健康观察评价指标框架的评价维度、评价内容和观察点示例

| 评价维度 | 评价内容 | 观察点 |
|---|---|---|
| 身体适应 | 粗大动作 | 姿势与平衡——控制身体在空间中的稳定性。 |
| | | 移动性动作——位移(走、跑、跳、爬等)的灵活性和协调性。 |
| | | 操控性动作——操作或控制物体(如棒、球等)的动作技能。 |
| | …… | …… |

### （二）幼儿健康观察评价指标的"5＋1"级水平

指标工具对每一个观察点提出了由低到高的五级发展水平，以及基础状态水平（"5＋1"级水平）。与《3—6岁儿童学习与发展指南》按年龄段来进行表述的方式不同，指标工具的"5＋1"级水平没有与年龄段或班级进行对应，而是将幼儿在各观察点上的发展看作有阶段的连续体，根据不同阶段的发展特点概括成不同的指标水平。因此，"5＋1"级水平的表述并非是对一个观察点的评价内容作达成程度上的递进（类似"不能—基本不能—基本能—能"），而是对与观察点相关的一组行为与表现的整体水平的发展递进作出概述。以"动作发展"维度下"粗大动作"的观察点"操控性动作"为例（见表2-7），"5＋1"级水平体现了幼儿从简单操控物体的大肌肉动作，发展到操控物体的准确性和稳定性的提升，最后达成移动中操控物体的较高身体协调水平。

表2-7　幼儿健康观察评价指标框架的"5+1"级水平示例

| 观察要点 | 基础状态 | 水平1 | 水平2 | 水平3 | 水平4 | 水平5 |
|---|---|---|---|---|---|---|
| 操控性动作——操作或控制物体（如棒、球等）的动作技能。 | 幼儿能把东西扔出去（举手不过肩）。 | 幼儿能抛、投掷物体，能踢物体。 | 幼儿能用手拍击或用脚踢中运动中的物体。 | 幼儿能用棒或其他道具击打物体，或能徒手接住运动中的物体。 | 幼儿能在一定范围内稳定操控物体并持续一段时间。 | 幼儿能在移动中协调完成抛接、投掷、拍球等动作。 |

"5＋1"级水平的这种逻辑关系一方面与观察点的价值取向相吻合，即关注对幼儿行为表现背后健康素养的评价，另一方面也体现了评价工具充分尊重幼儿发展的个体差异和发展过程，更侧重于在观察中把握每名幼儿各自的发展序列，不同发展速率的幼儿都可以在自身的前后比较中实现发展性评价。

## 四、幼儿健康观察评价工具的应用要点

### （一）真实性评估视角下的操作方式及其意义

与测查式的评价方式不同，幼儿健康观察评价采用是真实性评估的视角，强调从客观的

观察中获得对儿童健康水平的评价。在具体操作中，评价者即为评价对象的带班教师。评价者首先应熟悉评价工具的所有指标内容，并通过示例准确理解指标的指向和内涵。在此基础上，评价者要把观察记录作为日常工作的一部分，在日常活动中注意观察捕捉幼儿出现的与指标相关的关键行为和表现，形成简要记录，并定期（建议为 2 个月，不超过 1 个学期）根据记录内容对幼儿的健康发展情况进行阶段性评价。

真实性评估渗透在日常的真实活动情境中，而不是在人为创设的测试情境中进行。在这种情境中开展的评估能够更准确地捕捉幼儿常态的行为和真实的发展水平，评估证据来自对幼儿日常活动的观察，因此能够呈现幼儿随着时间改变的发展过程，也能够提供有关幼儿发展的真实信息以便在教育教学活动的设计中有充分的依据，使课程真正做到以儿童为中心。同时，真实性评估是日常活动的一部分而不是额外的工作，有助于教师学习客观观察的技能和掌握有关幼儿发展的知识。

**（二） 观察评价应得到适宜课程（活动）环境的支持**

观察评价根植于课程及与课程相呼应的环境。幼儿的发展是其与所处环境持续互动的结果，当环境对个体的行为造成较多制约时，对幼儿的评价结果其实可能更大程度上提示了环境的适宜性水平。比如，当幼儿活动环境中缺乏户外空间时、当幼儿户外活动时间不足时、当幼儿运动内容安排的平衡性有所欠缺时，从观察者视角可能会认为幼儿呈现出不够积极的运动状态或是较低的动作发展水平。在这种情况下，如果能对环境质量也同步加以评估和改善，则对幼儿的观察评估将能更大程度上发挥指向幼儿发展本身的作用和价值。

**（三） 观察评价的实质是捕捉幼儿一日活动重点的"健康指示灯"**

教师对幼儿的观察贯穿一日活动的各个环节，如何基于全面观察进行健康领域的分析评价，至少有以下三层含义：

1. 评价工具聚焦健康领域，但教师面对的是幼儿的全面发展。当开展具体领域的评价时，教师必须能从大量的观察片段中准确把握幼儿行为表现的本质，既不遗漏重要的健康相关指征，同时也不能张冠李戴把重心在其他领域的行为误作为健康领域评价的证据。

2. 观察评价工具提供了幼儿在健康领域发展的一系列关键发展指标，为教师提供了幼儿在该领域发展的基本序列，提示教师对幼儿的日常活动进行细致地观察和捕捉（包括日常的对话、游戏，而非仅限于教学活动），协助教师对幼儿行为所反映的经验水平找到大致的参考坐标，从而能在后续的师幼互动中给予适当的反馈。

3. 每一名幼儿作为一个完整的个体，其日常的活动表现必然是有其内在逻辑联系和连续性的，这种内在联系也是教育观察分析的基础。然而在幼儿园的一日活动中，由于作息时间段的分割和不同活动内容的切换，这种内在联系可能不那么容易被捕捉到。特别是当活动切换过于频繁时，不仅幼儿自身的节奏可能被打断，而且对教师或观察者准确把握幼儿行为的内在意义也带来了更大的挑战。因此，幼儿健康观察评价工具要求观察者持续地开展幼儿观察记录，通常的情况下这些记录都是零散的片段，如果仅依据这些无结构的记录片段就对幼儿的发展作出判断往往可能导致误读，从而进一步影响教师提供支持策略。评价工具从领域的横向结构和幼儿发展的纵向序列两个方面为教师分析观察实录提供了框架性的支持。当依据评价工具开展观察评价时，教师应将同类的行为表现按指标框架进行归集，综合若干次持续观察收集的信息进行分析和判断。

**（四）将幼儿体格发育和体质基础情况作为观察工具的补充基本信息**

幼儿健康观察与评估工具中没有包含幼儿身体发育和体质基础等信息，如身高、体重、血色素、龋齿、视力、先天疾病、过敏等指标。这些指标虽不适合进行日常观察，但作为提示幼儿健康水平的重要信息，建议在幼儿健康观察工具中应以基本信息的形式呈现，这有助于教师更全面地了解幼儿的发育基础，更综合地判断个体幼儿健康发展的优势和困难，并相应提供更有效的支持策略。

幼儿发展评价是学前教育的研究热点之一，其中对健康领域的评价也汇聚了很多研究力量。尽管本工具在一定程度上为教师的观察提供了支持，但在持续的研究、学习和实践操作中，我们也不断产生了新的思考和问题：首先，幼儿健康的发展变化并不是一个简单的线性过程，而是在环境系统中动态变化的，系统发展论为幼儿健康的研究提供了一个非常有前景的视角，本研究从评估的可操作性角度提出了递进式的指标框架，其如何与系统发展观呼应，将幼儿健康的线性指标与非线性的生态环境改善有效结合，尚有较大的研究空间。其次，本研究提出的评价工具主要采用观察记录方法，对教师的工作量提出了较大的挑战，是否能够进一步简化操作方式，获得真实性和操作性之间的平衡，这也是未来的改进方向之一。

　　注：本节所讨论的《幼儿健康观察与评估工具》及《幼儿健康观察与评估操作手册》详见附录一和附录二。

# 第三章

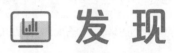 发现

数据挖掘与观察识别

发现，是研究的生命力所在。正是出于对发现未知的热忱，我们才会不断去挑战新的研究命题，也正是由于发现所带来的认知和行为上的改变，才会有源源不断推动变革的力量。

在健康领域，高质量的研究发现无论对政策层面还是大众认知都产生了积极影响，帮助我们每一个人更有机会接近真正的健康。一个典型的例子是，根据对生活方式与健康和疾病之间关系的大量研究所获得的发现，身体活动不足已被作为慢性非传染性疾病，并促使人们重新审视身体活动的健康意义。在世界卫生组织以及十多个发达国家和地区所发布的各类身体活动指南中，"每天进行60分钟中等到高强度身体活动"已成为普遍共识。世卫组织明确建议儿童和青少年应每天积极进行身体活动，使之融入家庭、学校和社区的活动中，成为玩耍、游戏、体育运动、交通往来、娱乐、体育课或有计划锻炼的一部分。甚至对于那些目前还没有进行身体活动的孩子，世卫组织也呼吁，即使他们一开始进行的身体活动无法达到推荐量，身体活动也会给身体带来健康效益。

幼儿健康监测的关注视角是幼儿在身体、心理和生活适应各方面的状态，以及幼儿所处教养环境对其健康状态的影响，这也是该研究希望能重点捕获的发现。在研究设计上，一方面遵循问卷资料分析的基本方法，对健康监测的调研数据进行单变量描述性统计分析、平均数差异检验、回归分析等，通过数据挖掘寻求对幼儿健康的更深入理解；另一方面也探索了观察评估工具在日常教育情境中的应用，通过将教师观察记录与评估工具建立合理联结，寻求能持续发现幼儿健康状态的路径，从而能更快速、直接地将发现与教育教学之间形成循环反馈。此外，在本章的第三节，我们单独讨论了智能硬件在助力数据采集和研究发现上的应用探索，期待为幼儿健康的过程性监测提供一些新的思路。

# 第一节　从大数据看幼儿健康

在大数据时代，每一天、每个时刻都在产生难以计量的数据。相比之下，健康领域早早地在数据世界占据了一席之地。个体的健康指标都是以数量化方式计量，当个体组成大规模的群体，不仅数据量会成倍递增，数据所包含的信息也会更加丰富和多元。如果说研究设计与实施是"此岸"，那么研究发现很可能在"彼岸"——如何将数据中的大量信息解读出来，从而促进我们对相关问题的理解，发现数据背后揭示的问题，并进一步找出相应的解决思路。这是研究的一大挑战。基于幼儿健康监测所采集的各类数据，本节选取一部分进行信息解读，尝试呈现单变量描述性统计和双变量推断统计这两种较常见的分析思路在数据挖掘中的应用，同时也借由指标比较、差异分析、相关分析、影响因素分析等方法的列举，对幼儿健康监测的发现作一些阐述。

## 一、单变量的描述统计与比较：以幼儿健康行为与健康指南的比较为例

世界卫生组织（WHO）在 2019 年发布的《5 岁以下儿童的身体活动、久坐行为和睡眠指南》（以下简称《指南》）中建议，5 岁以下儿童必须减少久坐不动看屏幕或被限制在婴儿车和座椅上的时间，应当获得更高质量的充足睡眠，并有更多的时间积极玩耍。为了便于实际生活中的对比参照，该《指南》对 5 岁以下儿童在一天 24 小时内身体活动、久坐及睡眠的适宜时长提

出了参考建议，并特别关注了儿童屏幕暴露的时长限制。以 3—4 岁幼儿为例，《指南》建议：

表 3–1　《指南》中对 3—4 岁幼儿的相关建议

| 身体活动 | 每天至少应有 180 分钟的各种强度的身体活动，其中至少 60 分钟中等到高强度身体活动，多则更好。 |
| --- | --- |
| 久坐行为 | 受限时间或长时间坐着每次不超过 1 小时。久坐不动看屏幕时间不应超过 1 小时，少则更好。坐着时鼓励与养育者一起阅读和讲故事。 |
| 睡眠 | 10—13 小时的高质量睡眠，可以包括小睡；有规律的睡眠和起床时间。 |

以上述《指南》中的建议为参考，我们选取 2018 年的数据库，对 S 市某区 1 543 名在园幼儿的相关健康行为数据进行了比较分析。

**（一）部分幼儿在幼儿园的身体活动不够充足**

幼儿园是幼儿开展身体活动的最主要场所之一。数据结果显示，在包含了户外和室内运动时间后，有 12% 的幼儿平均每天的运动时间不足 1 小时，甚至有 2% 不足半小时（图 3–1）。对这部分幼儿来说，每日身体活动机会尚不够充足。

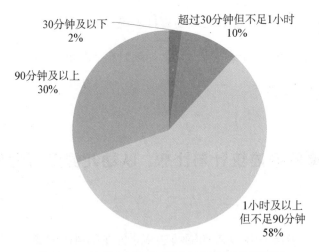

图 3–1　幼儿在园日均运动时间的百分数比较

世卫组织《指南》建议"180 分钟的各种强度的身体活动"和"至少 60 分钟的中等到高强度身体活动"。其中对"中等到高强度身体活动"（Moderate to Vigorous intensity Physical

Activity，MVPA)的界定，目前在学界还没有一个统一的标准，从测量方法学的角度，不同身体活动强度的界值点与测量所使用的加速度计的参数设置密切相关，其所测量的本质是代谢当量(MET)，表示身体活动的能量消耗(或卡路里)。1 个代谢当量是一个人在休息时所消耗的能量当量。对儿童而言，进行中等到高强度身体活动时消耗 4—7 个代谢当量，也就是儿童进行这类活动的能量消耗是该儿童休息时能量消耗的 4—7 倍。这类活动可能包括快步走、骑自行车、跑动玩球的游戏、游泳、跳舞等，在参与这类活动时，儿童会感到热和呼吸急促。

由于在园时间占据了白天的大部分时间，如果幼儿在园运动时间不足 1 小时，那么幼儿是较难实现上述建议的活动量和活动时间的。即便是总运动时长达到了 1 小时，在这些时间中可能还包含了热身、散步、等候、讨论等时间，也较难保证有完整的 60 分钟中等到高强度身体活动。

### （二）幼儿总体上睡得偏晚和偏少

受入园时间的约束，在园幼儿平时早晨的起床时间差异较小，因此晚间入睡时间是幼儿睡眠状况的重要指征。数据结果显示，在周一至周五，仅有 18.4% 的幼儿在晚间 9 点前睡觉，而有 17.6% 的幼儿睡觉时间在 10 点以后。周末的晚睡情况更为严重，仅有 9.3% 的幼儿在 9 点前睡觉，而超过三成(31.2%)的幼儿睡觉时间都在 10 点以后。

根据睡觉与起床时间推算的幼儿夜间睡眠时长(图 3-2)，超过六成的幼儿夜间睡眠时间在 9.5—10 个小时左右，还有 22.9% 的幼儿夜间睡眠时间为 9 小时或更少。即便考虑在园午睡的时间，部分幼儿可能仍处于世卫组织建议(每天 10—13 个小时高质量睡眠)的下限。

世卫组织《指南》所收集的证据表明：睡眠对认知、身体和心理健康发展至关重要。睡眠时间会影响健康，睡眠时间短与更高的肥胖水平、更低的情绪调节水平、更长的屏幕暴露时间及更高的受伤风险相关。睡眠时间短与儿童和青少年的超重及肥胖、青少年的心理健康问题有关。7 岁以下儿童的长期睡眠不足与儿童和青少年后期的肥胖几率增加有关。随着大众对上述睡眠问题的认知越来越普及，幼儿睡眠成为家长们共同关注的问题，但即便如此，在现代社会快节奏、强刺激和作息整体推迟的影响下，幼儿睡得晚、睡得少的情况仍然变得越来越普遍。

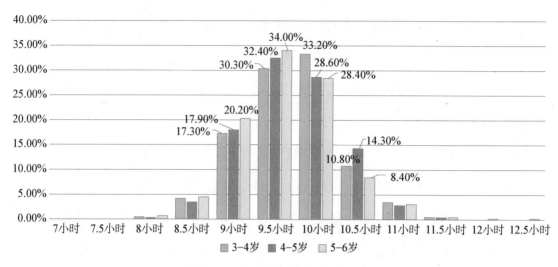

图 3-2　幼儿夜间睡眠时长分布图

### （三）幼儿的屏幕暴露时间总体偏长

家长报告显示（图 3-3），抽样的在园幼儿中仅有 5％ 日常基本不接触各类电子屏幕，有 38％ 的幼儿每天接触和使用电子媒体（如电视、手机、平板电脑等）的时间超过 1 小时，其中包括占总调查人数 11％ 的幼儿每天接触屏幕时间超过 2 小时。另一方面，随着信息化手段在教育领域的广泛应用，教师通过演示文稿（PPT）、视频等方式开展教学活动在幼儿园也较为普遍，因此，幼儿的实际屏幕暴露时间可能长于以上统计数据。

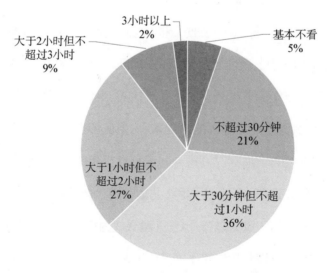

图 3-3　家长报告中幼儿日均屏幕暴露时间的百分数比较

世卫组织《指南》所收集的证据表明：减少基于屏幕的久坐行为（看电视、看视频、玩电脑游戏）的好处包括减少肥胖、改善运动和认知发展以及心理社会健康。因此《指南》建议幼儿久坐不动看屏幕的时间每日不应超过 1 小时，少则更好。与幼儿睡眠时间推迟的现状相关联的是，幼儿的屏幕暴露时间也总体偏长。与《指南》提示的风险相一致的是，调查数据的比较也提示：随着屏幕暴露时间的增长，幼儿在心理卫生五方面（情绪行为、品行行为、注意力行为、同伴交往行为和亲社会行为）的平均得分明显呈递减趋势，且基本都存在显著性差异，特别是在注意力行为和品行行为方面，不同屏幕暴露时间的幼儿平均得分差异显著，即屏幕暴露时间越长的幼儿在上述几方面的心理发展得分也越低。

### （四）　基于数据分析的对策建议

幼儿阶段是身体和认知快速发展的时期，同时也是幼儿习惯养成、生活方式较易改变和适应的阶段。积极的玩耍以及结构化、非结构化的身体活动机会可以促进运动技能的发展和对物理环境的探索，更有利于在生命早期建立起健康的身体活动和睡眠习惯。早期形成的生活行为方式会影响人一生的身体活动水平和模式，为儿童时期、青春期和成年期养成稳固习惯提供了机会。因此，早期的监测发现有助于我们把握住幼儿健康发展的关键期，意义尤为凸显。上述数据结果呈现了幼儿当前的一些健康行为习惯的群体特征，通过与权威标准和指南进行比较分析，我们可以及时反馈相应的改进建议。

幼儿健康行为的培养和建立与家庭、相关机构的养育方式、教养环境密切相关，因此相关建议主要是指向家庭和幼儿园中的幼儿健康守护者。上述数据分析结果表明，尽管幼儿每日户外运动 1 小时已成规定，但对幼儿身体活动的重视和理解仍然存在有待加强和澄清的部分。对园所机构来说，有必要从园所对运动的实际重视程度、园所运动日程安排及执行情况、教师对幼儿运动的理解和支持等方面寻找幼儿在园运动不足的原因。在具体操作上，一方面园所应对幼儿运动日程安排的执行情况开展相关监控，确保纸面上的时间表能落实为幼儿实际的有效运动参与；另一方面则需要重点关注和加强教师关于幼儿运动的专业知识及能力，结合教研、培训等工作支持教师的专业提升与发展。

对家庭来说，作为幼儿生活与学习方式的主要建构者，幼儿能否"动"起来，父母的态度与时间投入至关重要。表现在幼儿行为上的不良习惯，往往是家长的无意或不作为所带来的后果。比如，家长对幼儿作息规律的不够重视，对长时间屏幕暴露对幼儿可能造成不良影响的不知情，等等。以睡眠为例，随着家长晚间休息时间的不断推迟，幼儿的入睡时间也因此受到影响不断延后，而周末更是打破常规作息的高发区。在身体活动方面，越来越多幼儿的休闲娱乐活动被平板电脑、手机等屏幕占据，"低头族"越来越低龄化，幼儿的生活也初显"静态模式"，这令幼儿能够直接用身体去感知和体验、获取丰富经验、刺激主动学习的机会变得越来越稀缺。因此，加强对幼儿健康的科普宣传，向家长提供有关幼儿健康的重点关注与行动指导势在必行，尤其是对家庭育儿中已经暴露出的主要问题进行科普指导，更有效地改善幼儿健康的家庭生态。

## 二、双变量统计推断：寻找幼儿健康的差异关系

从统计方法角度，双变量的测量主要是判断样本数据之间是否存在关系并推断样本所代表的总体是否也存在同样的关系，以及关系的强弱程度。相比单一变量描述性统计的平面结果，双变量推断统计可以提供更为立体的分析视角，帮助我们更全面地理解幼儿健康。

### （一）幼儿健康的差异分析

在问卷调查分析中，常通过比较两组数据的平均值差异来推断不同群体之间在该数据相关的情况上是否存在显著性差异。比如，通过人口学变量的差异分析帮助我们甄别出在大样本中具有显著差异的小群体，以便发现需要重点关注的对象组。在幼儿健康调查的背景变量中，既有来自幼儿家庭因素的背景变量，也有基于园所基本情况的背景变量。

家庭背景和园所背景表现为一系列结构性变量，如家庭形态、主要带养人、幼儿园等级、教师学历等等。首先，这些变量的水平相对比较稳定，比如家庭形态、园所等级等变量在短期内都不会发生变化。通过差异分析，能够揭示不同变量水平的群组在幼儿健康方面的特征，为后续进一步深入分析和干预锚定对象。其次，变量在不同水平上所呈现出幼儿健康状况的差异很难直接形成因果定论，比如我们很难直接判断母亲带养人组的幼儿健康水平优

于祖辈带养人组是由于带养人身份的原因,需要在带养人身份与幼儿健康之间找到直接作用于幼儿成长的中介变量,才能进一步说明相关差异的价值。因此,下文将首先讨论基于人口学变量的差异比较,然后进一步引入家庭教养环境和园所保教环境两组变量作为中介变量,分别分析家庭背景和园所背景在相应环境变量上所呈现出的差异,从而讨论是否由于这些环境因素的差异带来了幼儿健康状况的差异。

常用的平均数差异检验为独立样本 t 检验及单因子方差分析。[①] 以下仍以 S 市某区为例,对 2021 年抽样的 1 740 名在园幼儿的健康监测数据进行差异分析。

### 1. 基于家庭背景因素的幼儿健康差异分析

幼儿家庭背景因素的差异分析主要关注家庭子女结构、家庭形态和主要带养人等背景因素在幼儿健康上所呈现出的差异。考虑到量表题型更便于讨论,本节仅选取幼儿在心理卫生量表和生活适应量表的得分为例来分析不同群组间的差异。两个量表的主要结构详见第二章第一节的相关内容。以下讨论涉及的每个量表,都是分值越高代表结果越好。

### (1) 家庭子女结构差异

此处家庭子女结构是指幼儿是否为家庭中的独生子女。独生子女和非独生子女在样本中的分布为 56.9% 和 43.1%,可见随着生育政策的放开,非独生子女在幼儿总体中的占比已颇具规模。对独生子女组和非独生子女组的比较发现(部分数据见表 3 - 2),非独生子女组的"心理卫生总分"略高于独生子女组,且存在显著性差异($p<0.05$)。进一步比较"心理卫生"五个分量表的得分发现,虽然总体上非独生子女组幼儿在大部分分项上得分略高,但独立样本 t 检验表明,两组仅在"注意力行为"上有显著性差异($p<0.01$)。两组在"生活适应"上的得分差异情况与"心理卫生"相似,"生活适应"平均分及"生活习惯""自理能力"两个分项得分均为非独生子女组略高于独生子女组。但独立样本 t 检验表明,"生活适应"的差异不具有显著性。

---

① 吴明隆.问卷统计分析实务——SPSS 操作与应用[M].重庆:重庆大学出版社,2010:328.

表 3-2　不同家庭子女结构在幼儿心理卫生和生活适应上的差异比较

| 检验变量 | 子女结构 | 个数 | 平均数 | 标准差 | t 值 |
|---|---|---|---|---|---|
| 心理卫生 | 独生子女 | 990 | 2.52 | 0.27 | -2.179* |
| | 非独生子女 | 750 | 2.55 | 0.28 | |
| 生活适应 | 独生子女 | 990 | 4.15 | 0.55 | -1.187 |
| | 非独生子女 | 750 | 4.18 | 0.55 | |

* $p < 0.05$

通过以上差异比较可见,该区域不同家庭子女结构在幼儿"心理卫生"和"生活适应"上的总体差异并不明显,仅在"注意力行为"上,非独生子女组显著优于独生子女组[①]。

(2)家庭形态差异

家庭形态的分类主要包括以下几类:核心家庭(与父母共同生活),主干家庭(与父母及爷爷奶奶/外公外婆共同生活),联合家庭(与父母、爷爷奶奶/外公外婆以及叔伯或姑姨共同生活),单亲家庭(与父母中的一方共同生活),隔代家庭(与爷爷奶奶/外公外婆共同生活)。其中,核心家庭与主干家庭是样本中幼儿的主要家庭形态,分别占总体的 51.1% 和 44.0%,合计占总体的 95.1%。因此,此处仅讨论这两类家庭形态的差异情况。

对核心家庭组和主干家庭组比较发现(部分数据见表 3-3),核心家庭组的"心理卫生总分"高于主干家庭组,且存在显著性差异($p < 0.05$)。进一步比较"心理卫生"五个分量表的得分发现,除"同伴交往行为"外,核心家庭组在其他各分量表的得分均高于主干家庭组。独立样本 t 检验表明,在其中"品行行为"上,两组存在极显著性差异($p < 0.01$),在"注意力行为"上,两组存在显著性差异($p < 0.05$)。核心家庭组的"生活适应"平均分高于主干家庭组,存在极显著性差异($p < 0.01$),并且"生活习惯"和"自理能力"两个分项的得分也均为核心家庭组更高,且都存在极显著性差异($p < 0.01$)。

① 注:心理卫生量表含五个分量表,情绪行为、品行行为、注意力行为、同伴交往行为、亲社会行为;生活适应量表含两个分量表,生活习惯、自理能力。因数据体量较大,为使读者更直接了解整体比较结果,本页表格中未呈现各分量表的具体数据。

表 3-3　不同家庭形态在幼儿心理卫生和生活适应上的差异比较

| 检验变量 | 家庭形态 | 个数 | 平均数 | 标准差 | t 值 |
|---|---|---|---|---|---|
| 心理卫生 | 核心家庭 | 889 | 2.55 | 0.27 | 2.390* |
| | 主干家庭 | 766 | 2.52 | 0.27 | |
| 生活适应 | 核心家庭 | 889 | 4.22 | 0.54 | 4.020*** |
| | 主干家庭 | 766 | 4.11 | 0.55 | |

\* $p < 0.05$, \*\*\* $p < 0.001$

通过以上差异比较可见，该区域不同家庭形态在幼儿"心理卫生"和"生活适应"上存在一定差异，特别是在"生活适应"方面，与父母共同生活的核心家庭组幼儿的得分全面优于与父母及爷爷奶奶/外公外婆共同生活的主干家庭组幼儿[1]。

（3）主要带养人差异

幼儿的主要带养人一般为母亲、父亲、祖辈和保姆等。其中，母亲为主要带养人占比最高为 63.7%，其次为祖辈 22.1%，父亲为主要带养人占比 8.4%，三类合计占比 94.3%。因此，此处仅讨论这三类带养人形态的差异情况。

对母亲带养人组、祖辈带养人组和父亲带养人组的单因素方差分析表明（部分数据见表 3-4），各组幼儿的"心理卫生"得分存在极显著性差异（$p < 0.01$），"心理卫生"五个分项上也均存在显著性差异。进一步多重比较两组间差异表明，母亲带养人组和父亲带养人组在"心理卫生总分"上显著高于祖辈带养人组，其中"品行行为""注意力行为""亲社会行为"三个分项与总分的差异一致，而在"同伴交往行为"上则呈现出母亲带养人组显著高于父亲带养人组和祖辈带养人组，父亲带养人组和祖辈带养人组没有显著性差异。各组幼儿的"生活适应平均分"存在极显著性差异（$p < 0.01$），"生活习惯"和"自理能力"两个分项上也存在极显著差异（$p < 0.01$）。进一步多重比较两组间差异表明，母亲带养人组和父亲带养人组在"生活

---

[1] 注：心理卫生量表含五个分量表，情绪行为、品行行为、注意力行为、同伴交往行为、亲社会行为；生活适应量表含两个分量表，生活习惯、自理能力。因数据体量较大，为使读者更直接了解整体比较结果，本页表格中未呈现各分量表的具体数据。

适应"平均分上显著高于祖辈带养人组,在两个分项上也呈现出同样的差异,母亲带养人组和父亲带养人组之间则没有显著性差异。

表 3-4 不同主要带养人在幼儿心理卫生和生活适应上的差异比较

| 检验变量 | 主要带养人 | 个数 | 平均数 | 标准差 | F 检验 | 事后比较 LSD 法 |
|---|---|---|---|---|---|---|
| 心理卫生 | 母亲(A) | 1109 | 2.56 | 0.27 | | A＞C |
| | 父亲(B) | 147 | 2.55 | 0.26 | 15.605*** | B＞C |
| | 祖辈(C) | 384 | 2.47 | 0.29 | | |
| 生活适应 | 母亲(A) | 1109 | 4.22 | 0.53 | | |
| | 父亲(B) | 147 | 4.24 | 0.55 | 27.782*** | A＞C |
| | 祖辈(C) | 384 | 3.99 | 0.58 | | B＞C |

\*\*\* $p < 0.001$

通过以上差异比较可见,该区域不同带养人在幼儿"心理卫生"和"生活适应"上的差异非常明显,主要由父亲或母亲带养的幼儿,无论在"心理卫生"还是"生活适应"上都显著优于主要由祖辈带养的幼儿[①]。

**2. 基于园所背景因素的幼儿健康差异分析**

基于园所背景因素的幼儿健康差异分析将以园级层面的幼儿园等级差异、班级层面的教师专业背景差异为例来展开讨论。与上一部分相同,这里仍将选取幼儿在心理卫生量表和生活适应量表的得分来分析不同群组间的差异。

(1)幼儿园等级差异

抽样幼儿园共分为示范园、一级园、二级园和未评级园四个等级,其中示范园抽样人数占比 16.1%,一级园抽样人数占比 33.9%,二级园抽样人数占比 44.8%,三组共占比 94.8%。因此,此处仅讨论这三组的差异情况。

---

① 注:心理卫生量表含五个分量表,情绪行为、品行行为、注意力行为、同伴交往行为、亲社会行为;生活适应量表含两个分量表,生活习惯、自理能力。因数据体量较大,为使读者更直接了解整体比较结果,本页表格中未呈现各分量表的具体数据。

对示范园组、一级园组和二级园组的单因素方差分析表明(部分数据见表 3-5),三组幼儿在"心理卫生总分"上没有显著性差异。五个分项中,仅在"注意力行为"上三组存在显著性差异($p < 0.05$),进一步多重比较两组间差异表明,一级园组的"注意力行为"得分显著高于示范园组和二级园组,示范园组和二级园组之间没有显著性差异。三组幼儿在"生活适应"得分上存在极显著性差异($p < 0.01$),在两个分项上,"生活习惯"得分存在极显著性差异($p < 0.01$),"自理能力"得分未见显著性差异。多重比较显示,示范园组和一级园组的"生活适应"得分显著高于二级园组,示范园组和一级园组之间未见显著性差异。"生活习惯"分项的两两比较结果同上。

表 3-5　不同园所等级在幼儿心理卫生和生活适应上的差异比较

| 检验变量 | 园所等级 | 个数 | 平均数 | 标准差 | F 检验 | 事后比较 LSD 法 |
|---|---|---|---|---|---|---|
| 心理卫生 | 示范园(A) | 280 | 2.55 | 0.24 | 2.398 | n. s. |
| | 一级园(B) | 590 | 2.55 | 0.26 | | |
| | 二级园(C) | 779 | 2.52 | 0.29 | | |
| 生活适应 | 示范园(A) | 280 | 4.24 | 0.48 | 4.714** | |
| | 一级园(B) | 590 | 4.19 | 0.54 | | A>C |
| | 二级园(C) | 779 | 4.13 | 0.58 | | B>C |

n. s. $p > 0.05$, ** $p < 0.01$

通过以上差异比较可见,总体上园所等级在幼儿"心理卫生"得分上的差异较小,在幼儿"生活适应"方面,特别是"生活习惯"上则存在一定的差异,二级园组幼儿得分相对偏低[①]。

(2)教师专业背景差异

幼儿教师是否具备学前教育专业背景是当前学前师资重点关注的问题。在班级层面的差异分析上,我们尝试以教师专业背景的差异进行分组,考察主班教师是否具有学前专业背景在幼儿"心理卫生"和"生活适应"方面的差异情况。具体分组方式是:学前双人组(班级

---

[①] 注:心理卫生量表含五个分量表,情绪行为、品行行为、注意力行为、同伴交往行为、亲社会行为;生活适应量表含两个分量表,生活习惯、自理能力。因数据体量较大,为使读者更直接了解整体比较结果,本页表格中未呈现各分量表的具体数据。

中两位主班教师均是学前专业背景），对应幼儿抽样人数占比70.6%，学前单人组（班级中仅一位主班教师是学前专业背景），对应幼儿抽样人数占比25.8%。由于该区域幼儿园同班两位主班教师均非学前专业背景的情况很少，故此处仅讨论以上两组的差异情况。

对两组数据的比较发现（部分数据见表3-6）：双人学前组与单人学前组在幼儿"心理卫生"和"生活适应"的得分上均未见显著性差异，仅在"心理卫生"的"注意力行为"分项上单人学前组幼儿得分显著高于双人学前组（$p < 0.05$）。

表 3-6  不同教师专业背景在幼儿心理卫生和生活适应上的差异比较

| 检验变量 | 教师背景 | 个数 | 平均数 | 标准差 | t 值 |
|---|---|---|---|---|---|
| 心理卫生 | 学前双人组 | 1229 | 2.53 | 0.27 | -1.392 |
| | 学前单人组 | 449 | 2.55 | 0.28 | |
| 生活适应 | 学前双人组 | 1229 | 4.17 | 0.54 | -0.059 |
| | 学前单人组 | 449 | 4.17 | 0.57 | |

通过以上差异比较可见，总体上教师专业背景在幼儿"心理卫生"和"生活适应"得分上的差异较小[①]。

### 3. 以过程性要素为中介的差异分析

如前所述，背景变量中的结构性变量在不同水平上所呈现出幼儿健康状况的差异很难直接形成因果定论，需要在背景变量与幼儿健康之间找到直接作用于幼儿成长的过程性中介变量，才能进一步说明相关差异的价值。因此，接下来将引入家庭教养环境和园所保教环境两组过程性变量作为中介变量，分别分析不同家庭背景和园所背景在相关中介变量上所呈现出的差异，从而讨论是否由于这些环境因素的差异带来了幼儿健康状况的差异。

（1）不同家庭背景在家庭教养环境上的差异分析

"家庭教养环境"变量的具体构成可参考本书第二章第一节相关内容，此处选取"生活照

---

① 注：心理卫生量表含五个分量表，情绪行为、品行行为、注意力行为、同伴交往行为、亲社会行为；生活适应量表含两个分量表，生活习惯、自理能力。因数据体量较大，为使读者更直接了解整体比较结果，本页表格中未呈现各分量表的具体数据。

料"和"亲子陪伴"两个指标,对不同家庭背景在这两方面的差异进行分析。

首先比较不同家庭形态的教养环境差异,我们仍然仅选取核心家庭和主干家庭两组来进行比较。如表 3-7 所示,核心家庭在"生活照料"上的得分明显高于主干家庭,且具有显著性差异($p < 0.01$),而两组在"亲子陪伴"上的得分基本持平。

表 3-7　不同家庭形态在家庭教养环境上的差异比较

| 检验变量 | 家庭形态 | 个数 | 平均数 | 标准差 | t 值 |
|---|---|---|---|---|---|
| 生活照料 | 核心家庭 | 889 | 3.80 | 0.58 | 3.622*** |
| | 主干家庭 | 766 | 3.70 | 0.58 | |
| 亲子陪伴 | 核心家庭 | 889 | 4.37 | 0.57 | 0.499 |
| | 主干家庭 | 766 | 4.36 | 0.54 | |

*** $p < 0.001$

然后再来比较不同主要带养人的教养环境差异。如表 3-8 所示,无论是"生活照料"还是"亲子陪伴",父亲带养人和母亲带养人的得分均明显高于祖辈带养人,且存在显著性差异($p < 0.01$)。进一步多重比较发现,在两个方面,均是父亲组和母亲组高于祖辈组,而父亲组与母亲组未见显著性差异。

表 3-8　不同主要带养人在家庭教养环境上的差异比较

| 检验变量 | 主要带养人 | 个数 | 平均数 | 标准差 | F 检验 | 事后比较 LSD 法 |
|---|---|---|---|---|---|---|
| 生活照料 | 母亲(A) | 1109 | 3.80 | 0.57 | 10.503*** | A>C |
| | 父亲(B) | 147 | 3.85 | 0.57 | | B>C |
| | 祖辈(C) | 384 | 3.58 | 0.60 | | |
| 亲子陪伴 | 母亲(A) | 1109 | 4.40 | 0.54 | 9.570*** | A>C |
| | 父亲(B) | 147 | 4.44 | 0.56 | | B>C |
| | 祖辈(C) | 384 | 4.22 | 0.59 | | |

*** $p < 0.001$

在"基于家庭背景因素的幼儿健康差异分析"部分,我们已经发现不同家庭形态组的幼儿和不同带养人组的幼儿在"生活适应"上的得分存在非常显著的差异,此处的分析又进一步发现,这两类家庭背景在"生活照料"指标上呈现出相同方向的差异性。"生活照料"指标反映的是日常生活中家庭成员在饮食、作息、活动等方面与幼儿的直接联系,可以认为这些联系直接参与到了幼儿生活适应能力的建立过程中。这提示我们,是否可能由于不同家庭形态在"生活照料"上的差异导致了幼儿不同的生活适应水平? 两者是否存在正相关关系和因果关系? 后文我们将通过相关分析和回归分析对上述假设进一步展开验证。

(2) 不同园所背景在园所保教环境上的差异分析

根据前文数据分析,在幼儿园等级和教师专业背景两个变量上所呈现出的幼儿健康差异不甚显著,本部分仅选取园所保教环境中的"心理支持"指标,简单举例分析园所背景变量在该指标上的差异。

首先看不同等级幼儿园在"心理支持"上的差异情况。如表 3-9 所示,示范园、一级园、二级园在"心理支持"上得分基本持平,未见显著性差异。

表 3-9　不同园所等级在心理支持上的差异比较

| 检验变量 | 园所等级 | 个数 | 平均数 | 标准差 | F 检验 |
|---|---|---|---|---|---|
| 心理支持 | 示范园(A) | 280 | 4.86 | 0.32 | 0.046 |
| | 一级园(B) | 590 | 4.86 | 0.25 | |
| | 二级园(C) | 779 | 4.86 | 0.22 | |

再来比较教师专业背景在"心理支持"上的差异情况。从数值上来看,学前双人组比学前单人组的得分只略高一点,独立样本 t 检验表明,两者间存在显著性差异($p < 0.05$)。

表 3-10　不同教师专业背景在心理支持上的差异比较

| 检验变量 | 教师背景 | 个数 | 平均数 | 标准差 | t 值 |
|---|---|---|---|---|---|
| 心理支持 | 学前双人组 | 1229 | 4.85 | 0.30 | 2.418[*] |
| | 学前单人组 | 449 | 4.82 | 0.18 | |

[*] $p < 0.05$

与家庭背景的差异分析结果不同，总体比较园所背景的一系列差异分析可见，在幼儿健康与园所保教环境上未能推断出相关的联系。比如，尽管不同教师专业背景在"心理支持"上呈现出显著性差异，但在幼儿"心理卫生"的得分上则并未见显著性差异。接下来我们通过相关性分析来进一步验证上述判断。

### （二）幼儿健康的相关性分析

我们考察了环境变量与幼儿健康变量之间的相关关系，结果如表 3-11 所示。首先，家庭环境变量中"生活照料""亲子陪伴"两个变量与幼儿的"心理卫生"和"生活适应"都呈显著的中度正相关，这回应了前文我们对家庭"生活照料"与幼儿"生活适应"之间相关关系的假设。其次，园所环境变量中，"心理支持"与幼儿的"心理卫生"和"生活适应"都未见相关，"园所等级"与幼儿"生活适应"呈现显著相关，但相关系数极低。值得注意的是，"园所等级"与家庭的"生活照料"和"亲子陪伴"也存在显著正相关，这提示我们，越是在优质园的孩子，其家庭教育环境可能也更好，这有可能是我们进行园所环境差异分析的干扰因素。

表 3-11　家庭环境变量、园所环境变量与幼儿健康的相关关系

|  | 心理卫生 | 生活适应 | 生活照料 | 亲子陪伴 | 心理支持 | 园所等级 |
|---|---|---|---|---|---|---|
| 心理卫生 | 1 |  |  |  |  |  |
| 生活适应 | 0.556** | 1 |  |  |  |  |
| 生活照料 | 0.437** | 0.483** | 1 |  |  |  |
| 亲子陪伴 | 0.334** | 0.477** | 0.431** | 1 |  |  |
| 心理支持 | 0.010 | 0.012 | 0.044 | 0.005 | 1 |  |
| 园所等级 | 0.047 | 0.075** | 0.103** | 0.115** | 0.004 | 1 |

**.在 0.01 级别（双尾），相关性显著。

## 三、多元线性回归：发现幼儿健康的影响因素

经过以上差异分析和相关性分析，我们已经发现，幼儿"心理卫生"得分和"生活适应"

得分与家庭环境变量有密切关系,因此我们进一步以幼儿"心理卫生""生活适应"为因变量,以家庭"生活照料""亲子陪伴"等环境变量为自变量,通过采用多元回归方法,分析幼儿健康的影响因素。此处以"生活适应"变量为例,呈现回归分析的结果,部分数据如表3-12 所示。该线性回归模型的拟合度较好($R^2=0.322$),表明运算结果可以一定程度上反映出家庭"生活照料""亲子互动"对幼儿"生活适应"的影响情况。两个自变量之间不存在多重共线性,VIF 全部小于 5。回归方程显著 F= 215.581,$p<0.001$,意味着两个变量中至少有一个可以显著影响幼儿"生活适应";进一步分析各变量的影响显著性可见,"生活照料"可以显著影响"生活适应"(β= 0.331,$p<0.001$),"亲子互动"可以显著影响"生活适应"(p 值均小于 0.05)。

表 3-12　生活照料、亲子陪伴对幼儿生活适应的多元线性回归分析摘要表

| 预测变量 | B | 标准差 | Beta（β） | t 值 |
|---|---|---|---|---|
| 常量 | 1.422 | 0.104 | | 13.682 |
| 生活照料 | 0.312 | 0.021 | 0.331 | 15.228*** |
| 亲子互动持续性 | 0.041 | 0.021 | 0.046 | 1.976* |
| 亲子互动丰富性 | 0.062 | 0.019 | 0.087 | 3.306** |
| 亲子互动亲密性 | 0.250 | 0.025 | 0.267 | 10.113*** |

R= 0.576　$R^2=0.332$　调整后 $R^2=0.331$　F= 215.581***

* $p<0.05$, ** $p<0.01$, *** $p<0.001$

综上,在现有数据分析中,家庭养育环境对幼儿健康的影响作用较为凸显,园所因素在变量择取上还有待进一步调整优化。但无论如何,家庭和幼儿园是幼儿成长的两个最重要场域,两个不同场域间的顺利衔接和互相补充为幼儿健康提供了基本保障。"双减"政策背景下,家庭教育的重要性越发突出,也更需要相应的专业支持。学前教育阶段应充分重视家园共育的重要价值,突破现有的家庭教育单向的指导方式,探索建立双向互动的紧密型家园共育机制。这一机制所支持的家园共育关系中,不仅有幼儿园主动面向家长的信息推送、保

教支持，也有家长积极面向幼儿园的观察反馈、沟通建议。这一机制的良好运作，将支持幼儿园和教师不仅更好地理解并重视幼儿发展背景的复杂性、幼儿对家庭关系的依赖性，也能够利用这种认知与家长间搭建起适宜的支持及合作关系，通过协商等方式建立起相互尊重的交往关系，使家庭和幼儿园共同成为幼儿发展与学习的优良生态环境。

# 第二节　幼儿健康观察评估的应用与发现

在大规模的幼儿健康调查中，"健康"被以一种整体性的方式描述，研究者不会去找到某一个个体的数据或信息进行描摹，而总是会用"平均值""百分数""P值"等与群体相关的统计方式来进行分析并得出结论。量化分析结果的价值因对象而异。对于每天在幼儿园与幼儿面对面互动的教师来说，除了借助客观的数据，更需要通过自己的感官去感受到每一个幼儿，并运用专业的分析思路形成对幼儿发展的理解。第二章工具篇中介绍的幼儿健康观察和评估工具，是一个以观察为基础的评估工具，观察的场景正是教师与幼儿日常活动中的每一个时刻。在工具的提示下，教师随时可以发现和捕捉幼儿的典型行为，参考工具中的幼儿健康框架去展开分析和评估，并在此基础上形成合理有效的教育对策。

下文将从两方面介绍幼儿健康观察和评估工具的应用与发现：第一部分结合实例呈现工具的实施路径，也希望从中反映出真实性评价对幼儿健康教育的价值；第二部分则呈现了一所幼儿园在应用工具的过程中摒弃"拿来主义"的简单化思维，根据教师的实际反馈对工具进行园本化改造，使之能更好地在实践中发挥作用。

## 一、幼儿健康观察评估的实施路径

观察评价可以贯穿于幼儿在园活动的全过程。教师要把观察记录作为日常工作的一部分，客观记录幼儿在相关活动中的行为表现，并定期根据记录内容对幼儿的健康发展情况进行阶段性评价。

### （一）发现和识别幼儿在相关领域的关键行为

教师对幼儿的观察应该是贯穿一日活动的各个环节的，但就健康观察评价工具而言，需要教师捕捉的是幼儿的行为表现中与健康评价密切相关的事项。这并不是说教师不需要关注其他领域的活动，而是强调教师必须能从大量的观察片段中准确把握幼儿行为表现的本质，既不遗漏重要的健康相关指征，同时也不能张冠李戴地把重心在其他领域的行为误作为健康评价的观察记录。真实性评估工具的这一应用方式对教师学习客观观察的技能和掌握有关幼儿发展的知识带来了非常直接的裨益，几乎可以说工具的使用本身就是教师提升观察能力的过程。

首先，教师可以通过对轶事记录的研讨，来反思观察记录的客观性、准确性和完整性。

> 研讨实例
>
> 　　幼儿自主游戏的观察记录中有这么一段："心语拿了一块积木放在桌上，指着积木数'1'，然后又拿了第二块积木叠放在上面，接着数'2'，如此重复了数次，一直搭了 10 块积木，并相应数到了'10'。"教师将其作为幼儿精细动作的观察记录来呈现，但从文字描述来看，教师并没有重点关注幼儿摆放积木的动作，反而突出了幼儿点数的技能。通过对观察记录的共同研讨，教师们达成共识：如果就幼儿的这个活动片段来分析其精细动作水平，观察和记录的重点应该是其手部动作的准确性和稳定性，而不应是口手一致地点数。

其次，在对照工具的结构化指标开展观察前，教师们首先需要对指标进行解释和学习以形成共同的理解，然后要准确捕捉到幼儿活动中提示健康水平的关键行为，再是需要将观察实录与评价指标合理地建立联系。通过把观察实录与评价指标对标的研讨，教师得以不断厘清对幼儿行为的认识，也同时加深对指标本身的理解，并且教师们以观察记录为实例的指标分析也能为指标优化提供有价值的依据。

研讨实例

表 3-13　根据观察记录调整优化指标

|  | 水平 3 | 水平 4 |
|---|---|---|
| 精细动作<br>（原指标） | 使用工具进行较细致地操作。 | 完成需双手配合的简单任务。 |
| 观察实录 | 幼儿 1 用手按下录音笔开关，根据录音笔的要求一页一页从书中寻找答案。 | 幼儿 2 两只手把一块木质积木放在了另一块积木上。 |
| 精细动作<br>（修订指标） | 协调手指间的配合来操作物品或使用工具。 | 双手配合完成需要一定精确度的任务。 |

教师记录了幼儿的两个操作片段（见上表的两条观察实录），并根据自己的理解将其对应至相应的评价指标和发展水平【精细动作（原指标）的水平 3 和水平 4】。教研组就此展开讨论。

教师 A：录音笔只需要按下按钮就可以使用，幼儿 1 的这个行为不能反映"较细致地操作"。

教师 B：我认为幼儿 1 翻书页的动作倒是可以表现手指的协调配合，但是这并不是使用工具。

教师 A：翻书页的具体情况没有描述出来，对书的特点、翻页的动作都没记录，很难判断是否动作协调。

教师 C：幼儿 2 两手合作搭积木，这符合完成需双手配合的简单任务的指标描述。

教师 D：但是这是水平 4 的描述，幼儿 2 显然是因为不能单手搭积木而需要双手共同完成，这其实是较低的操作水平。指标中"双手配合"的表述可能会起到误导的作用。

教师 E：对，"简单任务"的说法也很笼统。幼儿 2 的行为显然与水平 4 的能力不匹配，但与指标描述倒是比较符合的。

教师 A：我觉得两条指标都需要再调整。

通过类似以上对观察实录的分析，教师们对观察记录如何体现重要信息越来越有体会，对指标内涵的认识越来越清晰，同时对指标的准确表述也提出了自己的看法。吸纳了教师使用过程中的研讨反馈，指标在具体条目上也进行了修改与完善【精细动作（修订指标）】。

### （二）非结构实录的结构化反思

每一名幼儿作为一个完整的个体，其日常的活动表现必然是有内在的逻辑联系和连续性的，这种内在联系也是教育观察分析的基础。然而在幼儿园的一日活动中，由于作息时间段和不同活动内容的切换，这种内在联系可能就不那么容易被捕捉到，特别是当活动切换过于频繁时，不仅幼儿自身的节奏可能被打断，而且对教师或观察者准确把握幼儿行为的内在意义也带来了更大的挑战。

幼儿健康观察评估工具要求观察者持续地开展幼儿观察记录，通常的情况下这些记录都是零散的片段，如果仅仅是依据这些无结构的记录片段就对幼儿的发展作出判断往往可能导致误读，从而进一步影响到教师提供的支持策略。评价工具从领域的横向结构和幼儿发展的纵向序列两个方面为教师分析观察实录提供了框架性的支持。当依据评价工具开展观察评价时，教师能够将同类的行为表现按指标框架进行归集，综合若干次持续观察收集的信息进行分析和判断。

评价实例

记录 1：老师帮忙卷好袖口之后，橙子伸直胳膊将双手放于水龙头下面，一只手打开水龙头，沾湿手，挤好洗手液，转过身，倚在水池边搓手，顺势和上厕所的小朋友说了两句话。然后回头将手上的洗手液冲洗干净，甩了甩水，去毛巾处将手擦干，将毛巾铺平，摆放整齐。

记录2：橙子走到洗手池边，熟练地卷起袖管，打开水龙头洗手。将水龙头关上后，她一只手按压，另一只手接洗手液。两只手来回揉搓，同时伸直胳膊，以防袖管掉下来。来回揉搓几次之后橙子再次将水龙头打开，开始冲洗，这时左手袖管掉了下来，橙子用右手的两根手指往上扯了扯袖管。然后又挤了一些洗手液，来回揉搓。

以上两个片段记录了同一名幼儿在盥洗环节的表现。在第一次观察记录后，教师单纯从幼儿的精细动作角度加以分析，评价其双手配合熟练而有次序。第二次观察记录后，教师再次对照了评价工具的指标，结合场景分析认为，这是幼儿在如厕后洗手的表现，更接近生活适应板块"自我服务"的内容，并进一步从细节描述判断，幼儿的发展可归到水平4"独立完成日常生活中力所能及的事"。

通过连续观察，教师对幼儿行为的理解更为全面和情境化，有助于教师更准确地发现幼儿行为所反映的能力和水平。结构化反思的另一层含义是，观察评价工具呈现了幼儿在健康领域发展的一系列关键发展指标，为教师提供了幼儿在该领域发展的基本序列，提示教师对幼儿的日常活动进行全面地观察和捕捉（包括日常的对话、游戏，而非仅限于教学活动），协助教师对幼儿行为所反映的经验水平找到大致的参考坐标，从而在后续的师幼互动中给予适当的反馈。

案例链接3-1

### 小兵过"桥"①

开始室内运动了，孩子们都来参与室内运动环境的搭建，有的把几张桌子拼在了一起组

---

① 注：该案例由上海市普陀区武宁新村幼儿园黄峥老师提供，本书在选用时征得原作者同意略作了修改。

成"小路"，有的用滚动龙搭成一个个"山洞"，有的用高低不同的玩具橱拼成了一座"小山"，有的将小书包和水瓶变成了"炸药包"，还有的将原本放置在地上的长条形平衡木板在两张桌子中间架起了一座小桥，大家玩起了"小小兵"的游戏。

**场景一：**

文文和小伙伴们也来玩了，她经过"小路"，钻过"山洞"，爬上"小山坡"，来到了"小桥"前。她到了平衡木板前迟疑了一下，停了下来，她慢慢弯下身子，双手紧紧握住了平衡木板的两边，试着爬到平衡木板上。大概是过于紧张了，她的身体晃动了一下，这下她把平衡木板握得更紧了，一动也不动。这时，后面也来了几个小朋友，催促她快点过去，她看了看前后，决定放弃过桥。看着后面的几个小朋友顺利过桥，文文投去了羡慕的目光。

过了一会儿，文文又来学做"小小兵"了，看起来她还是十分想成功一次。这次她先踏出一只脚，然后蹲下来，再把两只手撑在平衡木板上，慢慢地把另外一只脚也挪上了"桥"，她抬头看了看前方的桥面，还是不敢挪动身体，僵持了一会儿后仍然选择了放弃。

**思考与分析：**

活动场景考察了幼儿移动性动作的发展。通过前期对全班幼儿的观察，对照评估工具中移动性动作发展的五级指标，班级内 87% 的幼儿已经处于第四级水平"能协调四肢用钻爬、攀登等方式通过狭窄的通道等特定路径"。本次观察中的文文小朋友相对于班级其他同龄的幼儿是否还有差距？

移动性动作的五级指标所指的仅是幼儿的一个动作表现吗？文文在一定高度上移动的动作没有完成，是否意味着她尚无法在障碍行进中自如调整动作顺利通过，从而判断其移动性水平低于同龄幼儿呢？文文不能完成的原因是动作能力的问题还是有其他原因呢？

回想起文文平时略有些胆小的个性特点，因此我决定延时判断，对文文在类似场景中的表现进行更为全面的观察。

**场景二：**

文文和小伙伴一起玩轮胎，她们先在场地上设置了一些路障，然后用不同的方法将轮胎绕过路障。文文将轮胎竖了起来，双手交替较快速地向前推动轮胎移动，并且能平稳地推着轮胎绕过路障,当两个路障的距离较近时,她也会用折转身体方向的方法,使轮胎顺利地通过,整体的肢体动作是比较协调的。

文文继续挑战爬网组合了,她先用双手抓住了架子上的网格状绳子,用手脚交替的方法往前移动。当试图攀爬上另一个更高的架子时,她用双手紧握住架子的边框,双脚同时用力,很快爬了上去。看来文文在一定高度上攀爬也不成问题。

**思考与分析:**

综合几次观察中文文的运动表现,通过对照指标工具,我发现她在推轮胎、攀爬、走、跑、跳等各种障碍行进中,动作还是比较协调、灵活的,总体判断她已经达到了移动性指标中的第四级水平。前一次的"小桥"与爬网组合的器械有些相仿,我进一步对具体场景进行了分析。"小桥"是由一块宽约20厘米的平衡木板架在两张小方桌之间搭建的,"桥面"跨度约1米,离地面高度约50厘米,虽然下面铺有保护垫,但由于其一定的高度和桥面较窄的宽度,使其对幼儿的平衡能力提出了一定要求。文文移动性动作的整体协调性尚可,是平衡能力"在移动和姿势变换中保持重心稳定"不够,还是只是缺乏一点胆量和勇气呢?

观察指标的应用让我不再孤立地看待一次次活动中的个别片段,而是在一个有结构的框架下,更加系统全面地将幼儿在多项活动中的表现联系起来综合分析,用整体的、发展的眼光来理解每一个幼儿。基于这样的分析,我对后续的活动安排和观察重点有了设想:创设不同挑战水平的平衡游戏,给予文文更多锻炼机会;观察文文在不同难度平衡活动中的表现,判断其主要难点;学会等待,给予文文适当的鼓励,包括引导同伴为文文提供示范和鼓励。

**场景三:**

一周的游戏后,文文又来做"小小兵"过小桥了。通过前期观察以及依据指标的分析,我意识到她的平衡能力确实还需要锻炼。但现在她已经可以挑战这座"小桥",因此在过程中我主要采用鼓励的策略,帮助她建立信心。

大概是因为有了这一周各种平衡游戏的经验,文文好像摸索到了如何通过这座木板桥的方法。只见她先一只脚踩在了平衡木板上,蹲下后用手抓紧平衡木板,另外一只脚跟了上来，再以毛毛虫爬的方式慢慢前进。文文终于顺利移动到了桥的中间，我看她略显紧张的表情，马上给她鼓劲："文文加油，跟着前面的小朋友一起爬，你能行的！"旁边的小朋友也给她加油。在大家的鼓励下，文文似乎也更有信心了，她勇敢地往前挪动了一大截，接着顺利通过了小桥。

有了第一次的成功经验，文文很有兴致地马上开始了第二次尝试。这次她的动作不再犹豫，表情也越来越放松。虽然还是爬的方式，但动作更为协调，速度明显加快了，她较快地过了桥。

**思考与分析：**

通过对文文的持续观察和分析，我更加体会到过程性评价的意义。在对照指标的观察分析过程中，不能仅通过一次观察记录，就对幼儿的动作发展水平轻易作出判断，而是应该开展持续的、多方面的观察，了解幼儿真实的发展水平，捕捉幼儿发展过程中所面临的真正困难和挑战。同时，只有基于科学的观察分析，才能给予幼儿有效的支持，使工具不仅停留在"评价"的层面，更重要的是能够为日常的教育活动设计与实施提供有力的依据。

真实性评估工具的实施路径为教师发现幼儿、支持幼儿提供了非常直接的支持，这种支持最主要体现在两个联结上：

首先，观察评估本身不再是断点式和结果式的，出于对幼儿发展连续性的充分认识，观察评估也成为一个前后关联的过程。幼儿发展的连续性并不意味着其发展总是向前和向上的，但却是具有其内在逻辑的，既有发展规律可循，也有个体差异必须加以关注。教师需要了解幼儿的发展变化情况，因此对幼儿的观察评估是一个在原有观察识别的基础上不断丰富和调整的过程。

其次，观察评估也不再是教育教学中一个孤立的部分，而是与课程、师幼互动发生了更为紧密的联结。观察评估的目的不是给幼儿下一个定论，而是为了更好地知道每一名幼儿的身心发展状况、他/她的兴趣和特点、他/她的技能和能力以及他/她的困难和需要，从而也能更有针对性地调整课程计划或互动方式，为幼儿提供相应的保教支持。

在上述观察记录片段和案例描述中，我们以文字方式呈现了观察评估的上述两种联结在幼儿活动现场的样态，通过长期观察评估和反馈，教师就可以逐渐加深对幼儿的了解，也有望在课程安排和与幼儿的互动中更加游刃有余。但需要提醒的是，在具体操作中，我们也建议教师在熟悉观察评估工具的基础上，不需要过多的文书工作，也不需要为了评估而过多打断与幼儿间的互动。教师在现场可以通过照片、音频等方式进行记录，事后可辅以具有整理归纳作用的结构化记录单，在密切关注幼儿、保持良好的师幼互动以及合理的工作负担之间尽可能寻求一种可持续的平衡状态。

## 二、支持日常观察的工具优化与运用实例①

对幼儿的观察、识别与解读是青年教师成长中的重要挑战。尤其是"观察"，由于缺乏相应的"标准"，青年教师的观察过程往往随意且迷茫，找不到抓手和依据。基于幼儿园课程实施中的这一具体问题，我们开展了"小班幼儿自理行为的个案观察与记录研究"。过程中，我们依托《幼儿健康观察与评估工具》及《幼儿健康观察与评估操作手册》（以下简称《工具》和《手册》），不断运用并优化指标，帮助教师更好地基于标准对小班幼儿生活自理行为进行客观记录与分析，并以此为依据提供有效的支持策略。

### （一）使用前——对观察内容的再开发

在收集资料的过程中，我们发现幼儿"生活自理能力"的内容多而零散。因此，前期对《手册》中"自理能力"的评价内容进行分析与解读就显得尤为重要。结合幼儿园课程实施中的现状和青年教师的需求，我们对《手册》中的观察内容进行了二次开发。

### 1. 细化内容，使观察更有针对性

对"生活自理能力"的观察内容及要点进行梳理后，我们发现原《手册》中的观察内容指向对幼儿生活自理能力的整体发展描述，没有明确指向具体的生活项目，对青年教师来说缺乏观察的抓手，难度较大。对此，我们参考《3—6岁儿童学习与发展指南》中的目标，将观察

① 注：该实例原作者为上海市静安区常熟幼儿园陈蕾老师，原文以《基于标准的"观察与评估"工具的优化与运用》为题发表于《上海托幼》2021年第1—2期合刊。本书在选用时征得原作者同意略作了修改。

与评估内容进一步细化,聚焦到幼儿日常生活中出现频率较高的八项活动:(1)收纳玩具和图书;(2)来园、离园时整理自己的物品(生活用品和学习用品);(3)进餐;(4)饮水;(5)睡眠;(6)洗手;(7)如厕;(8)日常生活中其他力所能及的事。相比原来的框架,细化后的内容指向明确并涵盖幼儿日常生活的方方面面,便于教师对照观察。

### 2. 明确要点,使观察更具操作性

对于青年教师的日常观察实践而言,只有观察内容还远远不够。每一项观察内容,都需要有具体的要点作为支架。我们进一步聚焦操作细节,寻找每一个观察内容具体的"抓手",旨在帮助教师在观察中有"标准"、有"依据",使"观察与评估"更有针对性,避免以"经验"为导向盲目观察。以小班生活自理观察重点"进餐"为例,我们就"进餐"这一内容又细分了时间段,同时在每个进餐时间段中,给出了具体的观察要点(表 3-14),便于教师有针对性地对幼儿进行观察与评估。

表 3-14 小班幼儿"进餐"的观察内容及要点

| 观察时段 | 进餐前 | 进餐中 | 进餐后 |
|---|---|---|---|
| 观察点 | (1) 愿意自己吃饭;<br>(2) 能熟练地用勺子,坐定进餐。 | (1) 在教师的提醒下,注意不洒落饭菜;<br>(2) 独立吃完自己的饭菜。 | (1) 在教师的提醒下,会用正确的方法漱口、擦嘴;<br>(2) 餐后,将餐具轻放在指定位置。 |

### 3. 提炼指标,使评估更具可行性

针对每一个观察要点,《手册》都提出了由低到高的五级发展水平和基础状态水平(即"5＋1"级水平)。在解读"5＋1"级水平时,我们发现原分值描述中,"内容"与"水平"是整合在一起的,如水平1"在成人的帮助或提醒下进餐、盥洗、入睡等"既包含了水平("在成人的帮助或提醒下"),也包含了内容("进餐、盥洗、入睡等")。在观察中,青年教师的困惑集中在当不同内容出现不同水平时该如何评价,很难将指标描述与幼儿的真实行为进行对接。对此,我们采用拆解原描述的方法为教师搭建支架——首先,去除水平维度中的"内容",保留水平描述部分;其次,提炼"5＋1"级水平中的"关键区分点"的核心词汇;最后,形成新的水平维度指

标描述(见表 3‑15)。

表 3‑15　"5+1"级水平指标描述比较(节选)

| 水平 | 原指标描述 | 新指标描述 |
|------|-----------|-----------|
| 1 | 在成人的帮助或提醒下进餐、盥洗、入睡等。 | 在成人的帮助或提醒下完成。 |
| 2 | 根据自己的需求如厕、喝水。 | 根据自己的需要完成。 |
| 3 | 了解幼儿园常规活动安排,并能主动响应和配合。 | 了解常规,主动响应配合完成。 |

对观察内容的二次开发,形成了具有操作性的观察要点和观察指标,使教师在进行"观察与评估"时更明确、更聚焦。

**(二) 使用中——对观察记录表的再设计**

前期对内容和指标进行调整后,原先的"观察与评估"记录表也就无法直接用于观察记录了。于是,我们将调整后的"观察内容"与"水平维度"进行连接,对教师的"观察记录表"进行再设计,分别形成了"整体观察"记录表和"个体观察"记录表。

一是面向群体幼儿的整体观察记录表。在设计整体观察记录表时,主要呈现了"5+1"级的水平描述以及细化后的内容,注重了解班级的整体情况,为后续的分析调整提供依据。其中,记录表设计要素有三个方面:(1)观察对象,即全体幼儿;(2)记录方式,即水平记录;(3)观察记录点,包含水平描述、观察内容、分值水平(前测和后测)、实施策略、实施反馈等。在操作过程中,我们发现整体观察能以数据为载体,较清晰全面地反映班级整体情况。同时,前测数据有助于教师实施相应的支持策略,后测数据则可以提醒教师反思策略的有效性并进一步优化调整。

二是面向个体幼儿的观察记录表。个体观察记录表的设计,注重了解幼儿个体的需求和差异,旨在为后续个性化的教育策略收集证据。这类记录表包含的设计要素有:(1)观察对象,即某一幼儿;(2)记录方式,即文字描述;(3)观察记录点,主要有观察内容、分值水平、幼儿行为实录、教师识别分析、教师支持策略跟进等。相比整体观察,个体观察能清晰地罗列内容要素，便于教师有目的地记录，客观描述幼儿的行为，凸显观察与评价的客观性和针对性。

### （三）使用后——对评估工具的再优化

从日常对教师观察与评估记录的反馈中，我们发现，很多教师会出现评估与证据脱节、主观性大、水平等级的判断与观察实录不匹配、对"关键区分点"的标志性特征不清晰等问题。尤其是青年教师，由于对幼儿的行为经验了解不足，在水平等级的把握上较为随意。鉴于此，我们再次对评估工具进行了反思，针对不同的观察内容特点，进一步改造"观察与评估"量表，使工具能更好地为教师开展观察搭建有效的支架。

以生活自理能力中"盥洗"环节的观察为例，教师主要针对幼儿在洗手和如厕环节的表现进行观察评估。在日常的真实情境中，幼儿的自理行为呈现出不同的特点，有的幼儿很愿意自己动手，可是能力有限；有的幼儿能力很强，却不愿意自己动手。教师的判断再一次陷入两难。针对教师的困扰，我们结合具体情况细化观察指标，将观察点分成"意愿"和"方法"两个维度，并相应提炼出不同水平的"关键区分点"（见表 3-16）。

表 3-16　小班幼儿生活自理观察记录表（盥洗）

| 分值 | 0 | 1 | 2 | 3 | 4 | 5 |
|---|---|---|---|---|---|---|
| 意愿 | 不愿意洗手/提醒后不配合洗手 | 能在常规环节（餐前便后）响应配合（教师提醒就去） | 能表达自己需要帮助的意愿（如"帮我拉袖子"） | 能在常规环节（餐前便后）自主完成（建立起相关意识） | 根据自己的需要自主完成（不分环节，不跟风） | 能在自主完成的基础上，在集体生活中照顾他人 |
| 方法 | 不配合洗手 | 在成人的提醒和帮助下完成洗手（全程成人帮助） | 在成人的提醒和帮助下完成部分洗手步骤 | 能根据提示完成洗手，方法基本正确 | 能按正确的方法洗手 | 能在自己正确洗手的基础上提醒同伴 |

细化观察点、提炼不同水平的"关键区分点"，旨在形成一个更具"可识别性"的观察标准，让教师在"观察与评估"的过程中更能把握住关键证据，从"经验"为导向走向"标准"为

导向。

　　在研究和实践过程中，我们意识到"观察与评估"工具并不一定是"拿来即用"的固化标准，也可以甚至非常需要考虑保教现场的具体情况，通过"行动—反思—调整—再行动"路径，不断优化并最终形成适宜的"园本化"评估工具。正所谓，有观察才会有发现，有发现才会有思考。由于有了基于"标准"的评估工具，教师的观察才变得更聚焦、更细致，对幼儿的识别才变得更客观、更专业。这不仅能有效提供个性化支持，同时也对教师的专业成长起到了助推作用。

# 第三节 信息化技术在幼儿健康监测中的融合应用

科技手段的不断丰富为健康数据的采集提供了越来越多的可能性。大数据时代带来了一种全新的数据视角：在传统数据视角下，一个学生读完九年制义务教育产生的可供分析的量化数据基本不会超过 10 KB（包括个人与家庭基本信息，学校与教师相关信息，各门各科的考试成绩，身高体重等生理数据等）；而在大数据视角下，根据美国著名的课堂观察应用软件开发商（Classroom Observer）的研究，在一节 40 分钟的普通中学课堂中一个学生所产生的全息数据约有 5—6 GB，而其中可归类、标签化并进行分析的量化数据约有 50—60 MB，这相当于他在传统数据领域中积累 5 000 年的数据总和。[①] 可见，在教育领域中，传统数据来源于阶段性、针对性的评估，大数据来源于过程性的、即时性的行为与现象记录。从这种视角出发，幼儿在一日活动中所产生的可分析数据是非常可观的，通过引入智能硬件对这些数据进行采集和挖掘有助于我们更接近幼儿发展的真实状态。本节将介绍智能硬件在幼儿健康监测中的小规模应用探索，具体方式为采用幼儿运动手环采集幼儿一日生活常态下的多项生理数据，并与幼儿活动状态开展关联分析，以更好地了解幼儿身体活动的真实情况。希望在此基础上不断积累研究经验，为该领域未来的信息赋能提供一定借鉴。

## 一、基于智能硬件的幼儿健康测查研究设计

"智能硬件"是"以平台性底层软硬件为基础，以智能传感互联、人机交互、新型显示及大

---

[①] 陈茜.也谈初中数学课堂教学中大数据的应用[J].新课程(中),2019,(01)：118.

数据处理等新一代信息技术为特征,以新设计、新材料、新工艺硬件为载体的新型智能终端产品及服务。随着技术升级、关联基础设施完善和应用服务市场的不断成熟,智能硬件的产品形态从智能手机延伸到智能可穿戴设备、智能家居、智能车载、医疗健康、智能无人系统等,成为信息技术与传统产业融合的交汇点"。[①] 智能可穿戴设备是智能硬件在健康管理领域的主要应用方式,以智能运动手环最为常见。本研究正是借助这类智能硬件,通过为幼儿佩戴幼儿运动手环,实时采集幼儿在日常活动过程中的心跳、运动量、卡路里消耗、睡眠质量等生理数据,探索对大量实时数据的分析方式,并尝试从数据分析中寻求对幼儿身体活动情况更深入的理解,为幼儿健康教育提供依据与支持。

研究主要采用调查研究方法。选择 S 市不同等级的幼儿园(示范园、一级园、二级园)共10 所,每所幼儿园随机抽取小、中、大班幼儿各 8 名,总计 240 名幼儿,开展为期 1 周(7 天)的生理数据采集。数据采集范围主要包括幼儿的实时心率、行进步数、卡路里消耗和睡眠质量。通过与相关技术人员的合作,共同开发数据的后台分析系统,梳理出有效的数据结构,从而开展幼儿健康的相关分析,主要研究内容包括:1. 幼儿身体活动情况的现状分析;2. 幼儿身体活动情况的差异比较。

根据研究设计,幼儿需在一周时间内全天佩戴运动手环(包括夜间睡觉时间),因此研究需要幼儿园和家庭的共同配合。为尽可能避免各种不可控干扰因素对数据采集可靠性的影响,项目组首先安排被试幼儿试戴 1 周手环,并跟踪数据情况和教师、家长的问题反馈,及时应对和修正过程中出现的各类情况,以确保正式采样的顺利完成。

## 二、基于智能硬件数据采集的幼儿健康测查结果

在 240 名幼儿完成 1 周(7 天)的运动手环数据采集后,由手环开发团队进行第一轮数据清洗,剔除由于各种原因(如:过程中曾经发生电池断电、手环脱落且未及时发现调整、部分数据出现时间错位等)导致数据不全的样本,实际完成完整数据采集的样本数为 192 人,有效回收率为 80%。

---

① 温晓君. 中国智能硬件产业发展现状与建议[J]. 高科技与产业化,2016,(02):80—85.

本项目所采用的手环以 24（小时）* 7（天）的工作时间收集幼儿数据。每小时末将上一小时的数据累加统计予以记录，例如，上午 9：00 会生成上午 8：00—8：59 的所有运动数据。每天每个幼儿生成关于步数、距离、卡路里、心跳、睡眠的 24 条数据。测查时间共 7 天，即完整的 1 周。系统后台会将数据进行分类，分别生成平时（周一至周五）每小时的平均值和周末（周六、周日）每小时的平均值。

采用 SPSS24.0 统计软件对调查数据进行整理和分析。主要的统计分析方法为：1. 采用单变量描述性统计，以行进步数为统计对象，分析幼儿身体活动的基本特征；2. 采用双变量推断性统计，分析不同性别、不同年龄段幼儿的活动量差异。

### （一）以步数表征的幼儿日活动量

在手环内置的计算公式中，"行进距离"和"卡路里消耗"均是以"行进步数"为基础进行换算的，其数值间存在明确的线性相关，因此最终我们使用的是"行进步数"来进行后续比较分析。幼儿的日活动量水平如表 3-17 所示。统计显示，幼儿每日行进步数的最大值为 24 007 步，发生在周末，最小值为 2 337 步，发生在平时；平时日步数平均值为 10 197 步，略低于周末日步数平均值 11 901 步。

表 3-17 幼儿每日平均步数的描述统计

|  | 个案数 | 最小值 | 最大值 | 平均值 | 标准差 |
|---|---|---|---|---|---|
| 平时日步数 | 192 | 2 337.00 | 21 681.00 | 10 197.46 | 3 561.48 |
| 周末日步数 | 192 | 2 492.00 | 24 007.00 | 11 901.46 | 4 344.86 |

鉴于我国尚没有对幼儿体力活动推荐量的权威研究，参考世卫组织以及世界主要国家针对学龄前儿童的体力活动指南，如表 3-18 所示，可以看出：1. 国际上普遍建议学龄前儿童中高强度体力活动至少要达到每天 1 个小时；2. 除了提出体力活动推荐量外，各国也开始关注对于学龄前儿童静坐行为的控制。有研究者根据学龄前儿童体力活动量推测了幼儿的步数阈值，并提出 8 000 步/天为 3—5 岁学龄前儿童满足体力活动推荐量的步数

阈值。[1] 本次测查结果表明,被试幼儿在平时和周末的平均日步数均高于该参考步数阈值,表明总体上幼儿日活动量满足体力活动推荐量,但由于数值分布区间较大,也不排除有一部分幼儿未能达到足够的体力活动量。

表 3-18　主要国家和组织学龄前儿童体力活动指南[2]

| 国家/发布组织 | 年龄 | 体力活动推荐量 |
| --- | --- | --- |
| 加拿大/加拿大运动生理学会（Canadian Society for Exercise Physiology） | 3—5岁 | 每天至少进行180分钟任意体力活动,并且至少包含60分钟中高强度体力活动。 |
| 英国/英国心脏基金会全国身体健康中心（The British Heart Foundation National Center for Physical Activity and Health） | 0—5岁 | 每天至少进行3个小时的体力活动,应尽量减少长时间静坐。 |
| 美国/美国国家运动与体育教育协会（National Association for Sport and Physical Education） | 3—5岁 | 每天至少进行60分钟结构性体力活动和数小时的非结构性体力活动,除睡觉外,一次性静坐时间不要超过60分钟。 |
| 澳大利亚/澳大利亚卫生和老年健康部（Australian Government Department of Health and Ageing） | 1—5岁 | 每天至少进行3小时体力活动,看电视、玩游戏等静坐时间每天不应超过60分钟。 |
| 爱尔兰/"活跃爱尔兰"组织（Get Ireland Active） | 2—18岁 | 每天至少进行60分钟中高强度体力活动。 |

### （二）幼儿日活动量的分布情况比较

　　手环数据以小时为单位统计幼儿的活动量,由此我们可以进一步查看在一日中幼儿体力活动的具体波动。一般情况下,周一至周五的白天,幼儿主要在幼儿园进行活动,其活动模式与幼儿园的一日作息安排有高度相关;而在周末两天,幼儿则散居在家,有较大的自由度和个体差异。我们假设平日和周末的一日活动变化轨迹会有显著差别,故对这两个时段分别进行描摹。

---

① 张佳仪.上海市学龄前儿童体力活动步数阈值推荐量研究[D].上海:上海体育学院,2016:2.
② 张佳仪.上海市学龄前儿童体力活动步数阈值推荐量研究[D].上海:上海体育学院,2016:10.

幼儿周一至周五的日平均步数分布如图 3-4 所示。从图中折线的变动趋势可知幼儿在周一至周五的活动量分布大致是：从早晨 7 点到 8 点开始进入较高活动水平，持续至中午 11 点到 12 点，每小时的步数基本在 450 到 500 步之间，但其间并没有明显的高峰；从 12 点到下午 2 点活动量逐渐进入低谷，午睡后活动量再次上升，与上午的水平基本持平。值得注意的是，幼儿的活动量在离园后达到一日的高峰，从下午 5 点到 6 点开始出现明显上升，平均步数达到 900 步以上；这个趋势一直保持到晚上 8 点，并在晚上 7 点到 8 点间达到最高，平均 977 步；之后逐步回落，但在晚上 8 点到 9 点间，幼儿的活动量仍有较高水平，平均达到 757 步，高于白天在幼儿园的活动量水平。

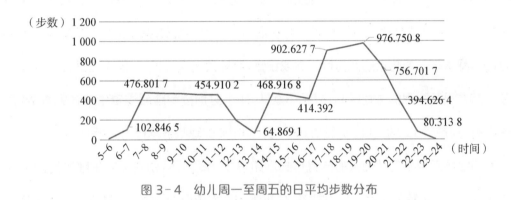

图 3-4　幼儿周一至周五的日平均步数分布

此外，在晚上 9 点到 10 点间，虽然幼儿平均活动量较前一个小时明显回落，但平均步数为 395 步，仍接近 400 步，表明相当一部分幼儿还没有进入睡眠或准备入睡的状态。至晚上 10 点到 11 点，幼儿的平均活动量才明显进入低谷，基本可以认为绝大部分幼儿已进入睡眠状态。

幼儿周末的一日平均步数分布如图 3-5 所示。比较周末折线与平时折线的走势可见，幼儿周末的活动量分布与平时呈现出完全不同的特征。从早晨 7 点到 8 点开始至晚间 9 点到 10 点，幼儿的活动量基本处于一个平稳的水平，平均步数在 500 步上下；中间一个小低谷发生在中午 12 点到 1 点间，据此推测周末的午餐时间大约在这个时段，比平时晚一个小时左右；在这之后，活动量又很快恢复到上午水平，数据提示在周末大部分幼儿并没有午睡；与平时相似，幼儿在周末晚上的 9 点到 10 点也仍然维持着较高的活动量水平；在晚上 10 点以后活动量明显下降，表明绝大部分幼儿已进入睡眠状态。

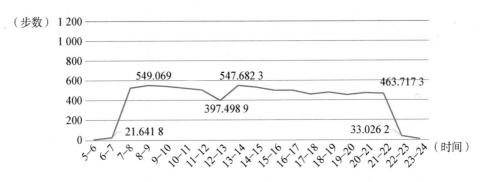

图 3-5　幼儿周末的日平均步数分布

### （三）幼儿睡眠情况比较

手环每 15 分钟判断和记录一次睡眠情况，分别通过 0—10 分的标准记录睡眠的质量，0 为最低分，10 为最高分，8—10 分代表深度睡眠，4—7 分代表浅度睡眠，0—3 分代表久坐或不多动的清醒状态。为防止幼儿自行开关或设置，手环为无交互设计，即无法通过按键或者其他交互方式设定睡眠的时间区间，故手环默认 24 小时均按照睡眠逻辑生成睡眠数据，在实际采择时，则是将 12:00—14:00 和 21:00—次日 6:00 的睡眠数据作为分析值。

我们继续采用平时和周末的分组方式。如表 3-19 所示，幼儿平时午睡质量的平均值为 5.54 分，处于浅睡眠区间；幼儿周末午睡质量的平均值仅为 3.16 分，基本可认为没有进入午睡状态，这一结果与前述对幼儿活动量一日分布情况的分析所获得的结果互为印证。幼儿平时晚间睡眠质量平均值为 7.62 分，接近深度睡眠；幼儿周末晚间睡眠质量平均值为 8.23 分，处于深度睡眠区间。总体来看，幼儿平时午睡情况好于周末，配对样本 t 检验表明，两者间存在极显著性差异（p＜0.01）；幼儿周末晚间睡眠好于平时，两者间亦存在极显著性差

表 3-19　幼儿平时和周末睡眠情况的差异比较

|  | 平时 | 周末 | t | p |
|---|---|---|---|---|
| 午间睡眠 | 5.54±1.81 | 3.16±2.36 | 11.659 | 0.000** |
| 夜间睡眠 | 7.62±1.78 | 8.23±1.86 | −3.882 | 0.000** |

** p＜0.01

异（p＜0.01）。对上述睡眠情况比较结果的一种推测是，由于平时在园有统一的作息安排，幼儿的午睡相对更有保证，因此幼儿在平时的午睡情况优于周末。

此外，配对样本的相关性分析显示，无论是平时还是周末，午睡情况与夜间睡眠情况之间存在极显著正相关（p＜0.01），相关系数分别为平时 0.443，周末 0.392。在一定程度上说明，白天睡得好的幼儿在晚间的睡眠质量也相对较高。

### （四）幼儿一日活动量和睡眠情况的性别差异和年龄段差异

192 个有效样本中，男孩 88 名，女孩 104 名。通过对男女两组幼儿平时及周末的日步数和睡眠质量进行独立样本 t 检验，未发现男孩和女孩在一日活动量、睡眠质量上存在显著性差异。

被试幼儿分布在小、中、大班三个年龄段，其中，小班组 59 名，中班组 69 名，大班组 64 名。我们对不同年龄段幼儿的一日活动量和睡眠情况进行了比较，结果如表 3-20 所示。单因素方差分析的结果表明，不同年龄段的幼儿在周一至周五的日均步数上存在极显著性差异（p＜0.01），总体上呈现出年龄段越高以步数表征的体力活动量也越高，但这种差异在周末并不显著；不同年龄段幼儿在平时午睡质量上存在显著性差异（p＜0.05），大班幼儿的午睡质量相对最低，同样，午睡的差异在周末也并不显著，即绝大部分被试幼儿在周末的午睡质量很低，并且这种情况在小、中、大班都差不多；不同年龄段幼儿在夜间睡眠质量上存在显著性差异（p＜0.05），无论是平时还是周末，总体上大班幼儿的夜间睡眠质量最高。

表 3-20　不同年龄段幼儿日活动量和睡眠情况的差异比较

| | 小班 | 中班 | 大班 | F | p |
|---|---|---|---|---|---|
| 平时日步数 | 8 724.51±3 307.79 | 10 543.78±3 263.29 | 11 208.99±3 683.08 | 9.869 | 0.000*** |
| 周末日步数 | 10 693.92±4 514.75 | 12 214.45±4 127.37 | 12 514.92±4 316.46 | 2.049 | 0.133 |
| 平时午睡 | 5.46±1.98 | 5.86±1.45 | 5.01±1.89 | 4.434 | 0.013* |
| 平时夜间睡眠 | 7.38±1.72 | 7.51±1.90 | 7.80±1.64 | 5.672 | 0.004** |

续 表

| | 小班 | 中班 | 大班 | F | p |
|---|---|---|---|---|---|
| 周末午睡 | 3.99±2.60 | 2.68±2.38 | 2.92±1.89 | 1.081 | 0.341 |
| 周末夜间睡眠 | 8.14±1.82 | 7.91±2.20 | 8.69±1.36 | 3.160 | 0.045* |

\* $p < 0.05$, \*\* $p < 0.01$, \*\*\* $p < 0.001$

受样本量的局限，上述结果的普遍意义尚有待未来适度扩大样本量的持续追踪以进一步证实。

## 三、智能硬件应用于幼儿健康监测的发现与研究启示

### （一）加强对学龄前儿童健康与运动的实证研究，为儿童体力活动提供相关参考标准

在对生活（行为）方式的考量中，体力活动是与健康密切相关的内容。体力活动不仅包含传统意义上的体育锻炼（如跑步、游泳、球类运动），也包括日常生活中的身体活动（如步行、上下楼梯、做家务）。根据带来的健康效益的不同，体力活动的强度可分为基线体力活动（baseline physical activity）与健康增进体力活动（health-enhancing physical activity）。基线体力活动指低强度日常活动，例如站立、慢走、提轻的物体；而健康增进体力活动指的是能够带来健康效益的基线水平以上的体力活动，通常是指中等及中等以上强度的体力活动，例如快走、跳绳、跳舞、提重物、攀爬、做瑜伽等。[1] 虽然基线体力活动也可能有益健康，但体力活动研究及体力活动指南中提及的体力活动通常指的是"健康增进体力活动"这一能够带来明显健康益处的体力活动概念。基于体力活动对于学龄前儿童的健康益处，世界主要国家和组织均提出了针对学龄前儿童的体力活动指南，普遍建议学龄前儿童至少要达到每天1个小时中高强度体力活动。而国内由于缺乏对于学龄前阶段儿童体力活动的充分研究，因此尚没有相应的体力活动指南。

---

[1] Caspersen，C. J.，Powell，K. E.，& Christenson，G. M.. Physical activity，exercise，and physical fitness：definitions and distinctions for health-related research [J]. *Public Health Reports*，1985，100 (2)：126 - 131.

教育部于 2016 年颁布实施的《幼儿园工作规程》中要求"在正常情况下，幼儿户外活动时间（包括户外体育活动时间）每天不得少于 2 小时""幼儿园应当积极开展适合幼儿的体育活动，……正常情况下，每日户外体育活动不得少于 1 小时"。《规程》虽然对幼儿园运动时间提出了明确要求，在形式上能够规范幼儿园的运动活动安排，但对于活动强度未能给出指导意见。

本研究对幼儿日常活动量的调查也提示，关注幼儿一日活动的实际体力活动量比衡量活动时间和活动内容更能反映幼儿真实的运动情况，也更有助于考察运动情况与健康状态之间的关系。被试幼儿在一周内的周一至周五日步数平均值为 10 197 步，同一周的周末日步数平均值为 11 901 步，均超过了文献提示的学龄前儿童 8 000 步/天的参考步数阈值，在一定程度上可以反映被试幼儿的日活动量水平。但由于以步数表征的活动量并非对幼儿体力活动的精确测量，只能大致提示幼儿的活动情况。事实上，学前儿童体力活动水平的精确测量是该研究领域中最核心、也最具难度的问题之一，即使使用敏感度较高的一些客观测量手段（如加速度计、臂环、心率监测设备等），往往也由于测量方法、标准界值等不统一而导致结论的分歧。科学的测量方法对于我们更好地理解体力活动与儿童发展和健康的量效关系十分关键，并对制定有效干预措施以及开发针对特定群体的活动指南有重要影响。[①] 因此，应加强对学龄前儿童运动与健康的相关实证研究，支持研究机构运用更精确、更专业的幼儿体力活动测量设备和工具，同时联合使用多种主客观测量手段，获取更大范围和更大样本量的数据，研究制定儿童体力活动的相关参考标准，为学前机构的健康与运动教育教学活动提供更科学和更有操作性的指导意见。

### （二）合理安排幼儿身体活动的时间、内容与强度，提高幼儿运动的健康效益

受手环测量工具的局限，幼儿在园的一些高强度活动，如攀爬、骑行等产生的运动量可能难以反映在步数的统计上，但被试幼儿在周一至周五的日活动量分布情况仍提供了有价值的提示：在幼儿的日程安排中不仅应落实运动的时间，也应关注运动的内容与强度，提升幼儿在园运动的健康效益。

受场地资源限制，不少幼儿园特别是城中心的幼儿园面临户外活动空间有限的现实困

---

① 方慧，陈佩杰.国外学前儿童体力活动研究进展与述评[J].体育与科学,2016,37(3),34—43.

境,而天气、空气污染等因素又不时制约着幼儿园户外活动的安排。幼儿园应尝试通过管理创新等手段,努力挖掘现有资源的潜力,多渠道拓展幼儿开展户外活动的空间。如探索不同年龄段分时段使用户外场地的操作模式,将公用场地在特定时段划分给班级作为专用场地,提升教师使用户外活动场地的积极性,为幼儿创设更充分的户外活动机会。在条件允许时,尽量保证幼儿在园的运动时间,利用自然因素(阳光、空气、水等)锻炼幼儿身体,使机体对外界环境刺激的反应更迅速、灵活、准确,使体温调节过程得到改善,从而增强机体对经常变化的外界环境的适应能力,增进幼儿健康。在雨天、雾霾等情况下,要充分利用园所大活动室等其他场地空间,安排各班开展室内运动活动,并为教师开发幼儿室内运动内容创造条件。幼儿园要配备相应的运动器械和移动性运动设施,并指导教师有效使用,使各类器械与设施真正发挥作用,为增强幼儿体质服务。

此外,教师在幼儿参与身体活动中发挥着非常重要的支持和引导作用。在室内活动环境的创设中,教师需考虑到幼儿的运动游戏机会,除了空间和场地,还需要在材料资源方面提供支持,包括安全垫、爬行隧道、彩虹伞等。同时,教师在活动中的身体力行与互动参与是幼儿参与需消耗体力的身体游戏最好的鼓励,能提高幼儿的运动兴趣和运动品质,使每天的运动时间真正为幼儿健康发展起到促进作用。

**(三) 关注幼儿睡眠时间与睡眠质量,家园共育培养幼儿健康的生活习惯**

美国国家睡眠基金会建议,学龄前儿童每天所需要的睡眠时间为 10—13 个小时。晚上 8—9 点入睡,早晨 6—8 点醒来,早睡早起,保持良好的睡眠节律更有利于儿童的生长发育。睡眠对儿童来说,不仅有保障机体复原的作用,同时还有调控体格生长与学习记忆的功能。曾有研究者进行了大样本调查后发现,我国各年龄段儿童均普遍存在睡眠不足和睡眠质量问题,在幼儿阶段睡眠不足尚不显著,但睡眠行为问题表现突出,超过 1/3 的儿童存在睡眠不规律和(或)不良就寝行为,父母睡眠保健知识薄弱及缺乏培养儿童良好睡眠习惯的技能是主要问题。[①]

---

① 沈晓明,等.睡眠对儿童生长发育影响的研究及其应用[J].上海交通大学学报(医学版),2012,32(9):1209—1213.

本次调查虽然受到样本量的局限，其结论的普遍性有待进一步验证，但其中所反映出3—6岁学龄前儿童晚间就寝时间偏晚的现状仍值得引起注意。无论平时还是周末，在晚上9—10点，样本群体幼儿的活动量总体水平仍然不低，这提示相当一部分幼儿尚没有进入睡眠或准备入睡的状态。随着社会发展和生活节奏加快，人类睡眠时间不断减少是一个普遍现象。由于家长自身在生活作息上就寝时间的推后，往往也影响到了幼儿的作息规律，如果家长没有保护幼儿健康睡眠的意识，则可能会对幼儿睡眠带来很大影响。

研究表明，如果能够在早期养成良好的睡眠卫生习惯将能很大程度提高儿童及青少年的睡眠质量，且会有持久的效应。[①] 因此，幼儿园在开展家园共育活动中，应加强引导家长对幼儿睡眠情况的关注，从睡眠环境、睡眠作息、睡眠准备等方面帮助幼儿建立良好的睡眠习惯。首先，家长要为幼儿规律作息创造条件，保证每晚上床睡觉的时间波动不超过1小时，包括节假日。对于低年龄幼儿注意控制午睡时间不要过晚，以免引起夜间入睡困难。其次，家长要为幼儿创设良好的睡眠环境，在卧室杜绝电视或电子媒介（包括平板电脑）的使用，睡眠过程中卧室或者室外避免光照过亮。另外，在幼儿睡觉前，要避免开展过度兴奋的游戏和运动，否则会增加大脑皮层的觉醒度，从而导致入睡困难。一般建议幼儿上床睡觉前形成固定的安静活动的习惯，比如有的家庭习惯在幼儿睡前进行亲子阅读，但注意最好不要在床上看书，在床上进行看书、听音乐等与睡眠无关的活动也可能影响幼儿的睡眠质量，可以在幼儿上床前与其共读一会儿比较温和的故事，待上床后直接准备入睡。综上，以更好地保障幼儿的睡眠健康。

### （四）　智能硬件应用于幼儿健康监测的研究展望

智能硬件在幼儿健康研究领域的引入为我们开展过程性观察评估带来了新的机会，特别是在了解每一名幼儿身体活动的真实状况方面，智能硬件具有个性化、标准化、持续性等诸多优势，帮助教师把视线拓展到目所不及之处。作为一个新兴研究领域，如何更好地发挥智能硬件等信息技术手段在幼儿健康监测中数据采集和分析的价值，从而为后续教育干预提供更有效的支持，也尚有广阔的研究空间。与体育科学研究特别关注活动强度这一维度

---

① 江帆.儿科医生应重视睡眠对儿童身心健康的影响[J].中国儿童保健杂志,2012,20(09)：776—778.

不同，在教育领域，特别是对学前教育而言，我们更关心如何将工具和测量手段的应用与对幼儿发展的了解及支持结合起来，帮助我们在原有对幼儿身体活动特点认识的基础上获得更多具有解释力的信息。

首先，与成人相比，幼儿自发的身体活动的显著特点是变化快且波动大——活动类型转换快，前一秒可能还是静坐状态，下一秒就可能快速投入到奔跑嬉闹中；活动强度波动大，从低强度活动到中高强度活动无缝衔接。这种快速变化的特征对人工观察来说颇具挑战，但在智能硬件的数据采集中则可以通过对能量消耗的计算来区分个体的活动强度等级（如睡眠、久坐、低强度、中等强度、高强度），这对判断幼儿是否进行了充足的健康增进体力活动提供了一定帮助。当然这种测量的有效性也有赖于相关方法被应用于学前儿童时的合理改进，比如针对幼儿活动变化快的特点采用更短的采样间隔等。

其次，与活动强度等级等数据表征相比，学前教育实践中不仅关注幼儿的活动量，也非常关注幼儿在运动中的动作发展、运动兴趣、问题解决等多个方面，个体的整体性意味着，这些要素之间并非是割裂存在，而是互相关联的。比如，幼儿在尝试一种新的动作技能时，可能在肢体动作上会显得比较笨拙和缓慢，看似能量消耗不高，但出于对新挑战的兴奋或因为有些许紧张，幼儿投入的专注力和肢体的紧张程度都较高，在智能硬件的监测中可能会发现其心跳加速、能耗较大。类似的例子还包括，同样的操节动作，动作准确到位和随便比划带来的能量消耗及健康效益也是不同的。再比如，有的幼儿在自由活动中虽然一直在运动，但由于比较放松、缺乏挑战，实际上很少能达到中高强度的能耗水平。因此可见，无论是仅凭智能硬件的数据采集还是仅凭教师的主观观察，都很难全面了解幼儿身体活动的真实状况，各种要素之间的关联性使客观测查与主观观察之间的互相配合更为有价值。比如，在使用智能硬件采集幼儿活动过程的生理数据的同时，也同步记录幼儿的活动类型、活动状态、持续时间等信息，通过对多元信息的比较分析更好地认识幼儿运动的规律和特点。从个体观察与干预的角度，智能硬件和个体观察的结合也能助推幼儿运动的个性化干预策略的研究。

最后，同时也是非常重要的一点，幼儿的活动是发生在每一个具体的场景中的，在讨论幼儿的身体活动特点和进行干预设计时，不应该忽视环境因素对幼儿行为的影响，这也是幼儿身体活动研究的一个重要趋势，即研究视角"从研究行为主体本身转向考察行为发生的背景性因素"①。这一研究趋势与我们在前文所阐述的健康促进研究的生态系统观转向也是一脉相承的。特别是对于学龄前儿童来说，该群体的年龄特点决定了他们的活动会更大程度上受到他人和环境特征的影响，因此在对环境与幼儿活动之间关系的研究上，智能硬件的辅助也可以发挥更大作用。比如，记录幼儿在不同空间环境中的活动数据，分析幼儿活动的环境影响因素，甄别出怎样的空间环境能激发幼儿的中高强度活动，怎样的空间环境更容易引发幼儿的久坐行为，以及更进一步探讨社会环境对幼儿活动的相关影响，等等。总体而言，行为场景、活动模式、运动类型、活动强度等概念应是相关领域研究的关键词。

除了在个体监测中应用智能硬件，对于大规模群体的健康监测，信息技术赋能也是未来的重要发展方向。比如，整合原来分散于不同机构/平台或下沉在每所幼儿园的幼儿健康检查数据，并在原始数据基础上进一步提炼更具敏感性的指标，通过自动化更新反馈指标数据，及时为政策制定提供依据。随着以 5G、人工智能、大数据等为代表的新一代信息技术加速向各领域的全面渗入，学前教育也正在紧锣密鼓地展开数字化转型的顶层设计，应把握这一新技术赋能学前教育的契机，助力幼儿健康管理的信息化建设。

① 方慧,陈佩杰.国外学前儿童体力活动研究进展与述评[J].体育与科学,2016,37(3),34—43.

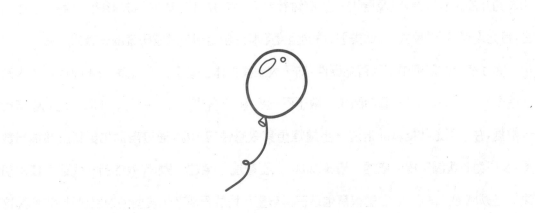

# 第四章

## 行动

### 构建积极的幼儿健康微系统

　　健康是幼儿发展永恒的主题，当下更是对幼儿健康提出了新的挑战。在儿童发展观的指引下，通过对关键指标的数据监测和日常观察，我们不断加深对幼儿健康的理解，不断更新对幼儿健康的现状及发展趋势的认识，同时也在挖掘相关的敏感影响因素，并希望借此进一步持续优化幼儿健康发展的生态环境。

　　生态系统理论用相互嵌套的生态系统图示较为形象地呈现了个体与环境的关系，强调发展中的个体嵌套于相互影响的一系列环境系统之中。在这些系统中，系统与个体相互作用并影响着个体发展。其中，最直接的影响来自于个体活动和交往的直接环境，也是环境系统的最里层，或称为微系统。对每一个个体而言，微系统是不断变化和发展的——对大多数婴儿来说，微系统仅限于家庭，随着婴儿的不断成长，活动范围不断扩展，幼儿园和同伴关系也逐渐被纳入到幼儿的微系统中来。家庭和幼儿园是幼儿日常生活的两个主要场域，这两个场域中的人和物及其构成的整体氛围等，是幼儿发展过程中的主要互动对象，也很大程度上影响着幼儿的健康发展。在大数据的分析中，幼儿群体性的共性特点和问题可以被辨析出来，微系统的一些整体特征可能被描摹出来，而在聚焦到某一个具体场域中时，并不一定所有的特征和问题都是与总体一致的，又或者在总体特征之下还有一些更为细节性的问题值得去进一步探究。以幼儿健康为例，如何借鉴幼儿健康监测和观察评估的大样本研究，为一所幼儿园、一个班级乃至一个家庭的健康教养生态提供更具针对性的优化参考，也是我们思考和实践研究的方向。

　　在健康教育大背景的推动下，一些园本、班本的健康管理经验得以被催生；在信息化技术的加持下，一些更精准、更具个性化的健康教育方式也得以开展实施，这些经验都为幼儿健康教育的循证改进提供了有力支持。本章立足幼儿园的实践行动，尝试梳理幼儿园和教师在幼儿健康教育研究中的可为之处，以期为相关探索提供借鉴。

# 第一节　园本/班本的幼儿健康
# 观察工具开发与应用

从世界范围来看,基于观察评价的教育支持,已成为世界各国教师专业标准的重要内容;另一方面,基于对过程性质量的关注,观察、评价以及适宜的互动支持也成为各国学前教育质量评价标准的重要内容。如全美幼教协会发布的《初级和高级早期儿童教师专业准备标准》的核心要素之一即为"通过观察、记录和评价以支持幼儿及其家庭",同时强调了教师对科学的观察和评估工具的使用,英国《早期教育教师标准》的 8 条核心要素中则有 3 条都与观察评估相关。我国的《幼儿园教师专业标准(试行)》在专业知识和专业能力两个维度的若干个领域中也提到了观察和支持,如第 49 条"在教育活动中观察幼儿,根据幼儿的表现和需要,调整活动,给予适宜的指导",第 53 条"有效运用观察、谈话、家园联系、作品分析等多种方法,客观地、全面地了解和评价幼儿"等。

上述政策文件从观察素养的角度对幼儿教师提出了专业发展的要求。从实践层面来看,还有若干难点问题需要重点突破。在本小节,我们首先回应第一个问题——如何更好地为教师观察提供包括观察工具在内的"脚手架"?

目前幼儿园教师在幼儿评价中存在的突出问题之一是教师即便捕捉到幼儿的反应,却无法根据其表现判断幼儿的需求和发展水平,[1]需要借助工具的引导去进行两者间的对应。

---

① 刘占兰.幼儿园教师的专业能力[J].学前教育研究,2012(11)：3—9.

有研究者从幼儿数学学习和发展的观察与评估角度分析了教师使用工具开展观察评估对教育实践的积极意义[①]：一是帮助教师熟悉领域的核心发展指标，并能准确地将指标和幼儿的表现对应起来；二是能提高教师的专业敏感性，教师更有可能在一日生活的多个环节开展自然观察，而不是将观察评估当做定时定点的"任务"；三是由教师实施评估，评估结果更能为教育实践提供及时的反馈，帮助教师调整接下来的活动设计和实施；四是提高教师的专业反思能力，促进教师转变教育观念。

科学的评估工具对教师开展观察助益良多，但工具开发仍然是一项具有开创性的工作。在第二章，我们讨论了幼儿健康观察工具的开发过程，并在第三章呈现了其在幼儿园实际应用过程中的改造和调整，某种程度上也反映了教师理解与内化评估指标需要较长过程这一现实困境。在应对这一困境的各种尝试中，教师结合自身实践并加强理论学习，开发适合园情（甚至是适合班情）的观察评估工具，不仅与使用工具一样具有上述积极意义，同时更能拓展教师专业发展的有效路径。

## 一、园本/班本的幼儿健康观察工具开发

幼儿粗大动作和精细动作发展是健康领域中身体动作方面的重要内容，相关活动安排在幼儿日常活动中占有相当的比重。在幼儿粗大动作和精细动作的评价方面，多是以研究为目的而开发的各种测评工具。这类工具在应用于教师日常工作时，一方面非自然情境的评估需要额外耗费教师大量的时间精力，且可能影响幼儿正常的日常活动；另一方面，评估与教育实践的脱节也不利于将评估结果转化为教学改进。而基于观察去分析幼儿的发展现状是教师专业素养的重要表现，当对幼儿某方面发展的分析判断遭遇困境之时，具有专业敏感性的教师则可能迎来了进行开创性实践研究的契机。

---

① 李美芳,周欣,等.5—6岁儿童数学学习与发展观察评估工具的适宜性研究——基于幼儿教师实际使用效果的分析[J].数学教育学报,2021,30(04)：89—96.

案例链接 4-1

## 小班幼儿"跳"运动核心经验的观察工具设计①

"跳"是人体运用自身的能力或借助一定的器械，通过一定的运动形式，使人体腾跃尽可能的高度或距离的运动。幼儿跳的形式多种多样，如双脚向上跳、从高处向下跳、双脚交替跳、双脚开合跳等，但无论哪种形式，都包括起跳、腾空、落地三个阶段。而在以往对于幼儿"跳"运动核心经验的研究中，幼儿动作的规范性较之能力标准似乎更为重要。

在幼儿大肌肉动作发展特征的相关研究中，研究者以往多采用《威廉姆斯学前儿童动作发展检查表》，评定幼儿六种大肌肉动作技能过程特点。例如，通过针对每个动作提出问题的形式，描述动作过程中可能存在的问题。以"跳"为例，研究者会运用"儿童在跳跃的准备阶段不会弯曲髋关节、膝盖和踝关节（下蹲）吗""儿童不能进行双脚起跳吗""儿童落地时髋部和膝盖都是直的吗""儿童落地时失去平衡吗"等描述性问题，将研究视角聚焦在"弯曲""下蹲""摆臂""直"等动作规范性的描述上，而非日常研究中所追求的数值和标准。

我们发现，提升幼儿"跳"运动核心经验的观测点主要有关注动作规范性和运动数据测量两种。相较而言，关注动作规范性操作比较简单，对专业性要求不高，对环境的适应性较强。鉴于此，我们确定了研究的观测点，即关注幼儿"跳"动作的规范性，以此来反映幼儿"跳"运动核心经验的发展状况和水平。我们参考《威廉姆斯学前儿童动作发展检查表》，对小班幼儿"跳"运动核心经验进行了问题式处理，形成了 3—4 岁幼儿"跳"的运动核心经验发展检查表（表 4-1），并拟根据对幼儿的三次观察形成对其各动作发展情况的判断。

表 4-1　3—4 岁幼儿"跳"的运动核心经验发展检查表

| 动作阶段 | 问　题 | 第一次 | 第二次 | 第三次 | 结论 |
| --- | --- | --- | --- | --- | --- |
| 起跳 | （1）身体不能半蹲助跳并前后左右摇晃吗？<br>（2）手的摆动与身体的动作不协调吗？<br>（3）用全脚掌（把身体重心放在整个脚上）蹬地起跳吗？ | | | | |

---

① 注：本案例节选自上海市宝山区康桥水都幼儿园张奇老师的论文，原文以《从追求规范到关注需求——以小班幼儿"跳"运动核心经验的提升为例》为题发表于《上海托幼》2021 年第 1—2 期合刊。本书在选用时征得原作者同意略作了修改。

续　表

| 动作阶段 | 问　　题 | 第一次 | 第二次 | 第三次 | 结论 |
|---|---|---|---|---|---|
| 腾空 | (1) 脚掌不能完全离开地面并放松身体吗？<br>(2) 不能助跑跨跳过一定高度的物体吗？ | | | | |
| 落地 | (1) 落地时不能屈膝，不能保持身体平衡吗？ | | | | |
| 续跳 | (1) 不能保持稳定的节奏连续跳吗？<br>(2) 3—4 岁幼儿不能单脚连续向前跳 2 米吗？ | | | | |

　　经过在本班的试测后发现，幼儿"跳"这一动作的发生是连贯的，起跳—腾空—落地—续跳一气呵成，而对带班教师的日常观察来说，由于不可能投入额外人力，往往在观察和记录时顾此失彼，这就导致了在短时间内，教师无法对"跳"动作发展的问题进行有效捕捉和精确记录。带着这种真实的问题，我们进一步查阅资料。结合运动核心经验的相关文献，我们认为小班阶段对跳跃动作的要求可以归为纵向和横向两个维度，纵向维度是跳跃高度，在动作上表现为向上跳；横向维度是跳跃距离，在动作上表现为向前跳。经过优化调整，我们将原有观察表按照横向和纵向两个维度进行拆分，最终形成了小班幼儿"向前跳"和"向上跳"两个动作类型检查表（表 4-2 和表 4-3），以便教师在一次观察时更加聚焦。

表 4-2　小班幼儿"向前跳"动作发展情况检查表

| 动作阶段 | 观　察　点 | 第一次 | 第二次 | 第三次 | 结论 |
|---|---|---|---|---|---|
| 起跳 | 身体不能半蹲助跳并前后左右摇晃吗？ | | | | |
| 腾空 | 不能助跑跨跳过一定高度的物体吗？ | | | | |
| 续跳 | 不能保持稳定的节奏连续跳吗？ | | | | |

表 4-3　小班幼儿"向上跳"动作发展情况检查表

| 动作阶段 | 观　察　点 | 第一次 | 第二次 | 第三次 | 结论 |
|---|---|---|---|---|---|
| 起跳 | 用全脚掌（把身体重心放在整个脚上）蹬地起跳吗？ | | | | |
| 腾空 | 脚掌不能完全离开地面并放松身体吗？ | | | | |
| 落地 | 落地时不能屈膝，不能保持身体平衡吗？ | | | | |

案例链接 4－2

<h2 style="text-align:center">小班幼儿精细动作发展观察工具设计①</h2>

　　精细动作是指个体凭借手以及手指等部位的小肌肉或小肌肉群的运动，在感知觉、注意等多方面心理活动的配合下完成特定任务的能力。② 诸多研究表明，学前期的精细动作水平是影响入学准备的重要因素之一。精细动作发展水平的高低，对幼儿的社会性和情感发展、学业成绩等方面存在重要影响。早期对幼儿精细动作的关注和培养，不仅有利于幼儿生活自理能力的提高，还有利于幼儿脑的发育。3—4 岁是幼儿精细动作协调发展突飞猛进的时期，该年龄阶段的幼儿可以完成简单的诸如用勺、穿脱简单衣物等生活自理类活动，以及涂画、粘贴等学习类活动。但在实践中我们发现，在需要动手完成的很多简单生活或学习活动中，不少小班幼儿表现得很吃力，精细动作能力较弱。关于小班幼儿精细动作的发展，已有研究主要采用标准化的测评任务进行打分或等级评定，但这样的方法难以引入一线教师的日常活动组织中。因此，我们从真实性评估的角度出发，设计开发小班幼儿精细动作的观察工具，对小班幼儿的精细动作发展现状进行记录和分析，希望借此为教育实践活动的设计与实施提供支持。

　　工具设计首先考虑幼儿精细动作的评价内容。根据国内外有关幼儿精细动作测评的研究，幼儿精细动作的测评主要通过生活类或学习类的测试项目进行，生活类测试项目包含用勺、用筷、使用水杯、穿珠子、扣扣子等，学习类测试项目包含用笔、绘画（临摹、涂色、画线）、翻书、用剪刀等。这些测试项目可以监测幼儿的精细动作水平。相比中、大班幼儿，小班幼儿的精细动作能力较弱，因此诸如系鞋带、使用筷子、打结等活动不适合作为小班精细动作的观察内容。同时，内容设计也要考虑观察评价的可操作性。因为幼儿园集体生活的特性，每个幼儿的活动轨迹有很大的相似性，因此我们采用随机观察 1 名幼儿的方法，连续 2 周记录其每项精细动作的频次，并对生活类活动和学习类活动分别进行频次统计，再结合文献，最终选取了涂色、使用剪刀、使用双面胶、翻书、使用勺子、使用杯子、穿珠子、扣扣子 8 个项

① 注：本案例节选自黄浦区瑞金一路幼儿园张晨晨老师的论文，原文以《小班幼儿精细动作发展现状及提升策略》为题发表于《上海托幼》2021 年第 3 期。本书在选用时征得原作者同意略作了修改。
② 董奇，陶沙. 动作与心理发展（修订版）[M]. 北京：北京师范大学出版社，2004：42.

目作为观察内容。

其次,工具需要对幼儿精细动作的发展水平作出水平指引。根据文献,结果评价常从两个方面进行衡量——动作结果和动作过程。以涂色为例,从动作结果来看,需要观察幼儿涂色后的作品中涂色是否出线、是否涂满、涂色的均匀性等;从动作过程来看,则要观察幼儿用笔的手势。参考这一思路,我们对前述 8 个观察项目从动作结果和动作过程两个维度进行了不同水平典型表现的梳理。综上,形成了小班幼儿精细动作的观察记录表(见表 4-4)。

表 4-4　小班幼儿精细动作观察记录表

| 观察内容 | 观察场景 | 观察要点 | 典型表现 |
|---|---|---|---|
| 涂色 | 美工区<br>集体活动 | 观察幼儿涂色作品是否涂出线,是否涂满 | (1) 很多出线,大部分涂不满<br>(2) 较少出线,大部分涂满<br>(3) 基本没有出线,基本涂满<br>(4) 无出线,涂满,涂色均匀 |
| 使用剪刀 | 美工区<br>集体活动<br>自主游戏 | 观察幼儿使用剪刀剪纸时边线(直线)的吻合度 | (1) 能用剪刀剪开纸头、吸管等材料<br>(2) 能沿着边线趋势剪,但吻合度不高<br>(3) 基本按照边线剪下,吻合度较高<br>(4) 完全按照边线剪下,吻合度高,速度快 |
| 使用双面胶 | 美工区<br>集体活动<br>自主游戏 | 观察幼儿能否用指尖撕开双面胶 | (1) 能撕开有一定开口度的双面胶<br>(2) 偶尔能撕开双面胶,动作比较生硬、缓慢<br>(3) 会利用指尖动作不断尝试撕双面胶<br>(4) 能熟练地撕开双面胶 |
| 翻书 | 阅读区<br>集体活动 | 观察幼儿翻书时双手的动作 | (1) 单手翻书,翻不动或一次翻很多页<br>(2) 常用整个手指力量推开书,动作幅度大<br>(3) 双手配合,出现用右手手指捻开书页后,移到左手中去的双手配合动作<br>(4) 双手配合持续一页一页翻,动作轻巧、灵活 |
| 使用勺子 | 午餐<br>生活区 | 观察幼儿用勺的手势、协调性和熟练度 | (1) 握拳方式用勺,动作比较生硬<br>(2) 使用手指握勺,旋转勺子舀取食物,动作不灵活<br>(3) 拇指、食指、中指用勺,动作较协调灵活,很少洒落<br>(4) 熟练用勺,协调手腕和手指灵活舀取不同食物 |

续　表

| 观察内容 | 观察场景 | 观察要点 | 典型表现 |
|---|---|---|---|
| 使用杯子 | 喝水 | 观察幼儿是否能取适量的水,行走时水不洒出来 | (1) 接水时手眼不协调,取很多或很少水<br>(2) 在提醒下能取适量水,起身或行走时水经常溢出<br>(3) 能取适量的水,行走时偶尔有水溢出<br>(4) 能根据需求取适量水,端水行走时自如,水不会洒出 |
| 穿珠子 | 生活区 | 观察幼儿穿珠子时的手势及灵活性 | (1) 比较费力地对准珠孔,双手不会协调地把线往里穿<br>(2) 能对准珠孔穿线,比较费力地拉出线,动作缓慢、生硬<br>(3) 能有序地穿起珠子<br>(4) 能灵活、快速地穿起珠子 |
| 扣扣子 | 午睡前后生活区 | 观察幼儿是否能协调地解开或扣上扣子 | (1) 很难解开扣子,需要成人的提示或帮助<br>(2) 能不断尝试解开扣子,动作比较生硬<br>(3) 能尝试解开和扣上扣子,动作比较慢<br>(4) 能熟练、快速地扣上和解开扣子 |

上述两个案例都探索了园本/班本的幼儿健康观察工具开发,均来自于一线教师在幼儿健康教育实践中的真实研究,具有以下几个鲜明的特点：

一是研究的切入点小。两个研究在观察内容的选择上都非常聚焦,第一个案例尤其体现研究的"微"视角——在幼儿大动作发展中,选择"跳"这一个基本动作开展研究,由此教师得以深入理解和剖析这一动作的要领,发现幼儿学习和精熟这一动作的主要过程及常见问题。第二个案例关注幼儿的精细动作发展,也分解为若干个幼儿日常生活学习的操作,并梳理出动作的不同水平。通过这种小切口的研究,不仅能更好地支持幼儿在具体某个方面的发展,也能帮助教师更好地理解领域的核心经验。

二是研究建立在理论、已有工具等文献学习的基础上。关于教师成为研究者的相关讨论存在于大量文献中,其中一个较受关注的学术争鸣正是关于"理论先行还是实践先行"。

无论何者先行,教师作为研究者毫无疑问具有实践属性、微观属性、行动属性,[①]不适合进行纯理论的思辨性研究。但是,教师研究的很多现实问题都具有背景性和普遍性,同时研究活动本身具有创新性,因此教师在研究过程中是可以也需要进行专业借鉴的。这种借鉴的重要途径就是参考已有文献,包括理论探讨和实践论文等。两个案例的教师研究者在开发幼儿动作发展的观察工具中,不约而同地进行了广泛的文献收集工作,并在分析鉴别后合理吸纳了文献中的相关内容,为工具的科学性做好了基础工作。

三是研究结合园所实际。教师的实践研究是依托园所的教育环境开展的,作为教师自己开展的研究,在很大程度上往往是需要园所共同解决的问题,而解决的条件也是在园所实际所能满足的范围内。上述两个案例都聚焦于幼儿动作发展的教师观察,这也是幼儿园日常教育教学中教师碰到的真实问题,更有可能得到园所的研究支持。同时,在研究过程中,教师研究者充分考虑园所可以提供的资源,包括时间资源、场地资源、合作资源等,因地制宜开展研究,比如两位研究者都联合了同年龄段另一个班级以扩大采集数据的样本量,也在工具的适宜性上听取了更多专业同伴的建议。

四是研究成果是教师能理解的表达和教师能操作的方式。无论是杜威、施瓦布还是舒尔曼,他们都把教师作为联结教育理论和实践的桥梁。[②] 确实如此,如果没有教师作为中介,再完美的理论也无法在实践中真正发挥作用。同样,一些很好的教育教学工具,如果不能为教师理解,或者在日常教育教学活动中难以实施操作,那么对于实践而言这些工具也就失去了价值。在上述两个案例中,正是由于教师研究者对一线教师的工作实际有切身体会,因此在工具开发这一联结理论与实践的过程中始终自发地秉持"教师友好"的原则,从而使研究成果能更好地为本园教师所用,也有机会在更大范围内为学前教育同行所用。

---

① 刘涛.教师成为研究者:急需澄清的三个问题[J].教育发展研究,2012,32(12):58—63.
② 岳欣云.理论先行还是实践先行——兼论教育理论研究者与教师的关系[J].教师教育研究,2004,16(6):61—65.

## 二、园本/班本的幼儿健康观察工具应用与分析

教师在使用工具对幼儿进行评估时的一大挑战是如何在理论高度对儿童行为进行分析。[①] 具体是指，教师在观察和记录幼儿的行为后，如何从幼儿发展的角度去开展分析，这往往需要一定的理论视角和分析框架的支持，如幼儿发展理论，或是《3—6岁儿童学习与发展指南》等国家层面制定的指南。如果观察工具的设计比较上位，离教师实践中可以捕捉到的行为实例距离越远，教师在使用工具记录和分析时所面临的困难也越大。在上述两个案例中，由教师研究者开发的观察评估工具都较好地衔接了理论与实践间的鸿沟，分别以"观察点"和"典型表现"的方式为教师的行为分析做了铺垫。此外，教师在分析时还可以参考儿童发展常模等文献资料，以获得对本班幼儿发展更合理的判断，从而更有针对性地寻求教育策略与建议。以下以精细动作观察工具的应用与分析为例，呈现教师的实践研究与分析。

案例链接 4-3

### 小班幼儿精细动作的评估结果与教育建议[②]

（1）观察评估方法

采用方便抽样方法，于研究者所在园所选取2个小班的幼儿作为观察对象，其中男孩34名，平均月龄41.82，女孩22名，平均月龄42.00。幼儿均无智力障碍情况。

采用参与式观察法，研究者以参与者身份进入现场，并作为局内人实施观察。观察视角包括与幼儿同向和面对面两种方式。每个幼儿对应一份观察记录表，对表中的每个观察内容进行不少于3次的观察，每观察1次则记录1次相应的水平，以高频次出现的能力为最终的观察结果。由2位老师对班级幼儿进行持续2—3周的观察记录，过程中拍照辅助记录。

采用SPSS17.0统计软件对观察记录的数据进行单变量统计分析。

---

[①] 李美芳,周欣,等.5—6岁儿童数学学习与发展观察评估工具的适宜性研究——基于幼儿教师实际使用效果的分析[J].数学教育学报,2021,30(04)：89—96.

[②] 注：本案例节选自黄浦区瑞金一路幼儿园张晨晨老师的论文，原文以《小班幼儿精细动作发展现状及提升策略》为题发表于《上海托幼》2021年第3期。本书在选用时征得原作者同意略作了修改。

（2）观察评估结果

① 小班幼儿用勺比较生硬，动作不灵活

用勺行为一直是研究精细动作的一个重要内容，国外学者康诺利（Connolly）和达格利什（Dalgleish）描述了婴幼儿用勺行为变化的基本模式，并观察到 11 种不同的握勺手势。[①] 美国一项研究表明，24 个月的幼儿可以拿稳勺子不打翻，36 个月的幼儿可以做到独立进餐，几乎不洒食物。[②]《3—6 岁儿童学习与发展指南》（以下简称《指南》）中也指出，3—4 岁幼儿应能熟练地用勺子吃饭。用勺可以反映个体的肌肉控制能力，体现精细动作的灵活性。

从评估结果来看，66.1％的幼儿使用握拳的方式用勺，进餐时的动作比较生硬，难以将食物准确地舀起，多是嘴巴挨着碗边吃；25％的幼儿会用手指拿勺，但动作不灵活，主要依靠旋转勺子舀取食物；只有 8.9％的幼儿会协调拇指、食指、中指用勺，动作较灵活，很少洒落食物。这说明小班幼儿用勺的灵活性较弱，并且从幼儿用勺手势来看，多是以抓握的方式握勺，缺乏握勺的正确方法。结合家访和日常观察获得的信息，由于幼儿在家中多由成人喂饭，养成了依赖性，在进餐时喜欢等待老师喂饭，缺乏动手练习的机会和自主性。

② 小班幼儿使用口杯时的手眼协调和手部控制能力较弱

使用口杯主要反映幼儿的手眼协调能力，以及手腕的力量控制和动作幅度控制。国外有研究显示，36 个月的幼儿可以做到倒水不会溅出来，21 个月的幼儿就能稳稳地拿住茶杯。[③] 国内的研究也表明，3 岁幼儿在拿水杯的过程中没有泼洒且能倒到指定刻度线的人数占到 68.3％，达标率比较高。[④]

从评估结果来看，71.4％的幼儿接水时手眼不够协调，不是接水过多就是过少，水也经常溢出；25％的幼儿在提醒下能取适量的水，但在起身或行走时，拿不稳水杯，水时常会洒

① Connolly, K., Dalgleish, M.. The emergence of a tool-using skill in infancy [J]. *Developmental Psychology*, 1989(6): 894 - 912.
② Keogh, J., & Sugen, D. A.. *Movement skill development* [M]. New York: Macmillan Publishers Ltd., 1985: 77.
③ Keogh, J., & Sugen, D. A.. *Movement skill development* [M]. New York: Macmillan Publishers Ltd., 1985: 77.
④ 余丽丽. 上海市 3—5 岁幼儿精细动作发展——基于亚太地区儿童早期发展量表[D]. 上海：华东师范大学, 2015.

出；只有3.6％的幼儿能取适量的水，行走时，偶尔有水洒出。由于本研究采用的是自然观察法，幼儿使用的杯子并没有刻度，幼儿对适量水的概念不清楚，并且缺乏成人对接水时水量的预判能力，这在一定程度上会影响对幼儿的评价。但是，据了解，小班幼儿在家中基本都是喝倒好的水，还有少量幼儿在用奶嘴或吸管式喝水用具，缺乏这方面的生活经验，所以入园后表现出手眼协调能力比较弱。可见，缺乏锻炼是主要原因。

③ 小班幼儿穿珠子时双手配合能力较弱

穿珠子主要反映幼儿精细动作中的手眼协调能力和双手间的配合。国内对幼儿穿珠子能力的研究显示，幼儿穿珠子的水平较高，3岁组的幼儿完全能够穿大、小珠子的人数已占78％，4岁组的完成比例更高。[1]

从评估结果来看，42.9％的幼儿在穿珠子时对准珠孔比较费力，当线穿出珠孔时，双手也不会协调分工把线拉出，表现出手忙脚乱，珠子落下、线穿不出；55.4％的幼儿能对准珠孔穿线，但在协调双手拉出一端的线时，动作比较慢、吃力；只有1名幼儿可以协调、有序地穿起直径2 cm左右的珠子。与已有研究相比，本研究中的小班幼儿完成穿珠子的能力比较弱。

④ 小班幼儿扣扣子时手指间配合度低

基奥（Keogh）于1985年提出了比较权威的自理动作技能发展时间表，明确指出36个月的幼儿就可以解开够得到的纽扣、扣上纽扣、摁上薄面料衣服的子母扣，但是摁上牛仔等厚面料的子母扣和拉开衣服拉链需要达到48个月的月龄。[2]

从评估结果来看，53.6％的幼儿很难自己解开扣子，需要成人的提示或帮助；37.5％的幼儿能在自己的不断尝试下解开扣子，但是动作比较生硬、不灵活；只有8.9％的幼儿可以解开和扣上扣子（直径2—3 cm）。总体远落后于已有研究的水平。扣扣子属于生活自理能力范畴，但幼儿在家中基本上都是成人包办，缺乏锻炼的机会。

⑤ 小班幼儿会涂色，但精确性比较低

① 余丽丽.上海市3—5岁幼儿精细动作发展——基于亚太地区儿童早期发展量表[D].上海：华东师范大学，2015.
② Keogh, J., & Sugen, D. A.. *Movement skill development* [M]. New York：Macmillan Publishers Ltd., 1985：77.

一项对上海市幼儿精细动作发展的研究显示,在绘图方面,3 岁组的幼儿中有 33% 可以临摹 1 种图形,4 岁组幼儿可以临摹 1 种、2 种、3 种图形的人数比例分别为 22.6%、29.8% 和 36.3%。这说明 3—4 岁幼儿可以使用工具,控制手部力量,完成具有一定精确性的绘画任务。[①] 而涂色主要反映的是幼儿精细动作的准确性,涉及幼儿的手眼协调能力、用笔力度和方向。《指南》中也指出,3—4 岁幼儿应该达到用笔涂涂画画的能力,能用简单的线条和色彩大体画出想画的人或事物。

从评估结果来看,有 58.9% 的幼儿在美工个别化活动或美术集体活动涂色时是简单涂鸦,不能控制画笔,多数涂在边缘线外,大部分区域涂不满;30.4% 的幼儿能较少地涂出线,大部分区域可以涂满;只有 10.7% 的幼儿涂色能力较好,在涂色时很少出线,也基本能将图形涂满。可见,小班幼儿在美工涂色活动中的准确性水平比较低,大部分幼儿都不会用手指拿笔,主要是手心向上或向下的握拳方式拿笔;涂色作品呈现出线条混乱、涂色涂不满的现象;少部分会用手指拿笔的幼儿,由于手部缺乏力量,用蜡笔涂色时力度非常轻。

⑥ 小班幼儿不能独立用指尖撕开双面胶

撕贴是幼儿园常见的活动,如撕贴贴纸是很多幼儿喜欢的活动,双面胶作为美工和游戏活动中的辅助材料也常常被用到。使用双面胶主要反映的是幼儿指尖精细动作的配合度,以及幼儿的手眼协调能力。

从评估结果来看,87.5% 的幼儿在活动中能撕开有一定开口度的双面胶;12.5% 的幼儿在活动中偶尔能撕开双面胶,但是动作比较生硬、缓慢,需要成人的支持。几乎所有小班幼儿都不能独立用指尖撕开双面胶。可见,小班幼儿双手具有一定的配合度,但精细化的指尖配合度还处于较低水平。当然,双面胶对于新入园的幼儿来说比较陌生,在家庭生活中幼儿很少接触到该物品,缺乏锻炼的机会。

⑦ 小班幼儿的手指不会配合使用剪刀

使用剪刀主要涉及幼儿手指间的协调、灵活性以及手眼协调能力,从而反映幼儿精细动

---

① 余丽丽.上海市 3—5 岁幼儿精细动作发展——基于亚太地区儿童早期发展量表[D].上海:华东师范大学,2015.

作的准确性。熊雷欣等人在幼儿精细动作测评中选取了"剪"(剪直线、剪不倒翁、剪松鼠)作为测评内容，发现小班幼儿的手部精细动作发展还不够成熟。[①]《指南》中指出，3—4岁幼儿应能用剪刀沿着直线剪，达到边线基本吻合的水平。

从评估结果来看，71.4%的幼儿基本不会使用剪刀，在教师的引导和帮助下可以尝试剪开一些纸头、吸管等材料；26.8%的幼儿能沿着纸上的边线或折痕剪一剪，符合边线的趋势但吻合度不高；只有1名幼儿使用剪刀时比较灵活，能沿着直线、边线基本吻合地剪下纸条。可见，绝大多数幼儿只出现了剪的动作，还无法达到使用剪刀完成精确任务的要求。其主要原因在于，幼儿入园前很少接触剪刀，很多幼儿表现出陌生感，表示不会使用，在尝试使用剪刀时，手指间的协调性不好。

⑧ 小班幼儿双手协调翻书能力发展较好

翻书动作属于双手不对称的学习类动作，需要个体左手扶好书本，右手的大拇指和食指捻开书页，翻页的时候左手再自然合起翻过的书页，能一次翻一页，主要反映幼儿精细动作中的双手配合度，以及双手配合过程中手指的协调性。目前来看，并未有针对翻书动作的具体研究，但翻书动作常作为阅读行为评价中的一个重要部分，是幼儿常用的学习技能，对幼儿入学准备具有重要作用。有研究显示，上海地区70%的3岁组幼儿能翻阅到书的一半。[②]

从评估结果来看，25%的幼儿在翻书时不会双手协调翻，单手翻书，翻不动或一次翻很多页；66.1%的幼儿能尝试双手配合翻书，但常用整个手指力量推开书或五指抓翻，动作幅度大；8.9%的幼儿出现双手配合动作，能用右手手指捻开书页后移到左手中去。这一结果与文献反映的情况相似，表明大部分小班幼儿能双手协调翻书，该动作能力发展较好。书是幼儿主要的阅读材料，在家中也比较常见，幼儿对此具有丰富的生活经验。

(3) 策略与建议

影响动作发展的两个重要因素是遗传的成熟和经验的学习，两者相辅相成、缺一不可。

---

① 熊雷欣，夏巍，卢清.南充市3—6岁幼儿精细动作发展水平调查[J].陕西学前师范学院学报，2015，31(5)：22—25.
② 余丽丽.上海市3—5岁幼儿精细动作发展——基于亚太地区儿童早期发展量表[D].上海：华东师范大学，2015.

动作的表现依赖于脑神经的成熟，而进一步的动作熟练，则需要后天的练习促使周边神经通道联结。如果环境没有提供行为练习的机会，神经通道则无法疏通，也就无法发展出自己行为动作的习惯反应。[①] 从评估结果与分析可以发现，小班幼儿只有在翻书动作方面比较熟练，用勺、使用口杯、穿珠子、扣扣子等其他几项精细操作的能力都较弱。来自社会生态学的动作约束模型认为，个体、环境和任务之间动态的相互作用是影响个体动作发展的重要原因。基于这一理念，以下从三个方面探讨教师如何通过搭建适当的鹰架，支持与促进幼儿的精细动作发展。

① 材料性鹰架，给予不同能力水平幼儿参与的机会

材料性鹰架是针对幼儿精细动作现有发展水平，考虑幼儿精细动作能力的个体差异，为不同能力的幼儿提供不同难度的操作材料或工具，主要方式为提供工具的多样选择性，保证操作材料的多层次性和可调整性。

在工具选择上，幼儿在园一日生活中会使用到很多小工具，如勺子、镊子、夹子、剪刀等。同一类工具应尽可能地提供两种以上的规格，满足不同能力幼儿精细动作发展的需求。例如在点心环节，可以提供不同大小规格的勺子，供幼儿自主选择使用；可以提供软硬不同的镊子和夹子，让幼儿体验用不同的力度去夹取食物。

在材料投放上，可以通过改变操作材料的大小、材质、形状、固定性等，形成不同难易程度的操作活动，让能力弱的幼儿敢于尝试，体验成功的快乐，也让能力强的幼儿有更多挑战。例如在剪纸活动中，可以为幼儿提供空白纸、画有粗直线的纸、笔和剪刀，幼儿既可以随意剪裁空白纸，也可以剪画有粗直线的纸张，或者自己添画、自己剪裁。在个别化学习活动"包糖果"中，可提供泡沫糖果芯和硬圆珠糖果芯，增加包糖果时的挑战性；也可以提供不同类型的糖果纸，既有比较柔软、便于拧的皱纸，也有比较硬、滑，不太容易拧的纸，不同难度的任务可满足不同能力幼儿的需求。

此外，还需要随着幼儿能力的发展不断调整材料，当幼儿可以很熟练地完成一项任务时，就可以增加任务的挑战性。例如，在"扣扣子"生活区，教师开学初投放的扣子是直径约

---

① Greg Payne，耿培新，梁国立.人类动作发展概论[M].北京：人民教育出版社，2008：103—105.

3 cm 的大纽扣包,并将原本分开的材料(扣眼和扣子)进行部分固定,以降低难度;当幼儿积累了一定的扣扣子方法和经验后,教师再把固定部分拆开,减少支持;当幼儿可独立完成后,教师继续调整材料,投放小一点的扣子或不同类型的扣子。

② 示范性鹰架,帮助幼儿掌握精细动作

示范性鹰架是针对在精细活动中缺乏方法或能力水平低下的幼儿,教师运用图示、动作示范、语言示范支持幼儿理解并形成正确、完整的动作表象,帮助幼儿掌握某类活动最重要的动作特点,如拿笔的正确姿势、穿鞋子的方法等。

在形式上,可以采取集体示范与个别示范相结合的方式。教师的集体动作示范可将很多精细动作进行分解,一边将动作要领、顺序、方法直观地展示给幼儿看,一边用语言进行引导。在过程中,教师需要根据幼儿的能力水平,进行个别化、有重点地引导。当幼儿跟着教师的示范动作一起做时觉得有困难,教师要慢下来,引导幼儿仔细观察和模仿;如果仍然无法继续,教师就要动手协助幼儿,提供少量或部分身体协助,如扶着幼儿的手一起用镊子夹起饼干,拉拉链时先把拉链头对齐,再鼓励幼儿把拉链拉起来。

除了动作示范,教师还可以借助形象的语言呈现动作要领、顺序和方法,帮助幼儿掌握技能,特别是教师自编的易理解、朗朗上口的儿歌,配合动作示范能有效帮助幼儿领会动作内容。例如叠上衣,当教师一边用动作示范,一边念着"小门关关紧,小手抱娃娃,帽子点点头,身体弯弯腰,衣服叠好啦"时,幼儿大多会跟着一起做。朗朗上口的儿歌便于幼儿记住叠衣服的方法,更积极主动地参与到活动中,锻炼手部精细动作。此外,在教室里的适当位置放置图示,能形成直观、可操作的环境提醒,起到潜移默化的作用。

③ 积极情绪鹰架,激发幼儿的自主性和主动性

积极情绪鹰架是指针对那些生活自理意愿不高或不喜欢参与精细动作锻炼的幼儿,教师通过语言鼓励等方式,帮助幼儿意识到自己的双手很能干,体验过程中的成功感和自尊感,获得积极的情感体验,以激发自己动手的主动性。

小班幼儿正处于自我意识快速发展的阶段,幼儿的自主性逐渐提高,愿意自己的事情自己做。然而,精细动作能力较弱的幼儿会尽量避免精细动作任务,出现"避免弱势技能"现

象,从而更缺少练习和提升技能的机会。对此,教师要创设宽松而积极的环境,鼓励幼儿参与多样化的精细动作活动。比如,在给花浇水时打翻水,自己喝水时水洒在了地上,吃饭时不小心打翻了碗……当出现这些情况时,教师要不急不躁,不仅不要指责幼儿,还应以正常的态度处理,从心理上接受这是幼儿成长过程中的正常现象,告诉幼儿"没关系"。同时,要启发幼儿思考"接下来怎么办",引导幼儿掌握完成精细动作的方法,如"双手紧拿盘子,保持平衡行走就不容易打翻"。

此外,鼓励性的语言可以让小班幼儿获得积极的体验和心理暗示。当得到教师的肯定时,幼儿会心情愉快,获得满足感和自信心。小班幼儿有一个突出特点是完成一项任务或活动后,喜欢让教师看到,渴望获得教师的关注。这时教师如果能根据幼儿的行为表现,进行有针对性的鼓励和表扬,就能有效强化幼儿自己动手的意愿。

从上述案例我们看到,通过对每一个观测项目的观察评分和统计分析,并结合与已有研究的比较,教师对本班幼儿精细动作的发展有了较为全面的了解。在此基础上,教师对制约幼儿精细动作发展的原因进行了分析,并参考鹰架理论对症下药:针对"缺乏有效锻炼机会"的问题提供材料性鹰架;针对"未掌握正确方法"的问题提供示范性鹰架;针对"缺乏动手操作主动性"的问题提供积极情绪鹰架。从开发工具到应用工具,从采集数据到分析结论,教师在解决实际问题的同时也在不断养成和运用研究性思维,这个过程也可以归纳为杜威提出的科学思维方法——在个人实践经验中产生困惑和问题,进而提出假设,进行反思、实验,更新教学观念,改进教学行为,获得专业发展的自主性,最终促进儿童的发展。[①] 由此,开发并应用园本/班本的幼儿健康观察工具的研究是幼儿园和教师优化本园健康教育可借鉴的路径之一。

---

① 张华军.论教师作为研究者的内涵:教师研究性思维的运用[J].教育学报,2014,10(01):24—32.

# 第二节 基于证据的幼儿健康课程反思与改进

幼儿健康监测和观察评估在实施中需要面对的第二个问题是，如何使监测或评估真正为教学实践提供证据与支持？评价的第一要义是为促进幼儿学习的目标服务，当评价结果真正用于根据幼儿的学习需要来调整教学，就成为一种形成性评价。[①] 近年一项对上海市2—5年教龄的幼儿园教师的调研发现，教师很少分配时间、精力进行幼儿观察与记录，也很少、很难基于幼儿观察进行课程设计。[②] 也就是说，教师未能将观察评价与教育实践之间建立起紧密的关联：教师在教学活动中即时捕捉到的幼儿表现可能会成为教师调整现场互动的线索，但教师对幼儿的系统观察记录则往往是一项孤立的工作，与课程规划、教学计划、活动设计之间存在脱节。因此，对幼儿教师开展观察与评价的关注必须与对教育教学过程质量的要求形成互相关联的循环，幼儿教师应基于对幼儿的持续科学观察，获得改进教育行动的合理依据，从而成为幼儿发展的有力支持者。

幼儿健康监测和观察评估是一个采集数据并形成证据的过程，在了解课程结构的基础上观察和评估幼儿健康，并据此反思教学活动和教育方案的有效性，从而支持持续地改进，这是一个基于证据循环提升的过程。因此我们认为，可以充分借鉴循证实践方法在教育领域的发生发展，将幼儿健康监测评估采集的证据与实践更好地结合起来。

循证实践方法（Evidence-Based Practice，EBP）最初起源于循证医学，强调实践研究基

---

① 杨向东，崔允漷.课堂评价——促进学生的学习与发展[M].上海：华东师范大学出版社，2012：4.
② 刘昆.幼儿园教师的儿童行为观察与支持素养的提升研究[D].上海：华东师范大学，2018.

于科学、客观的证据，而不仅凭逻辑推理或间接经验。它以研究者的最佳证据、实践者的专业知识、服务对象的观点与特点等核心要素紧密结合为特征，鲜明区别于以往经验为主的实践范式。[①] 循证教育学将研究者、教育者、受教育者、管理者纳入同一体系，形成了一个知识可持续积累、实践可持续改进的框架结构。[②] 近年来循证这一术语和分析框架正在一系列基础学科和卫生保健、康复、教育等公共事业中广泛应用。[③] 在教育领域的应用类型之一是教育循证决策，循证的理念、思想和方法在一些国家的政府决策和智库研究中已经受到重视并推广应用；类型之二就是教育循证实践，在循证理论与具体学科相结合的干预性实践研究中，健康领域、尤其是心理健康领域的相关案例相对较多。总体上，循证实践被解读为"以证据为基础的实践"或"遵循证据进行实践"，带来了科学精神在实践领域渗透的价值观，比如求真、民主、高效、公正和共享，[④]改变了传统的遵循"片面经验"进行实践的缺点，倡导研究者、实践者、管理者的共同协作，支持研究证据的公开传播。

受循证实践方法的启发，幼儿健康教育的循证改进应将科学、客观的证据纳入到实践行动的考量中，改变依赖经验主义解决问题的单一路径。在尚没有成熟经验可以借鉴的循证实践探索过程中，我们一方面尝试在园本课程反思中纳入测量、统计等数据证据，另一方面也尝试与教师较为熟悉的行动研究结合起来，加强行动的证据意识。以下幼儿园教育实践中的具体案例从园级和班级两个层面呈现了探索的路径：前三个案例片段是幼儿园在教学活动设计、个别化干预、保教管理三方面依托智能硬件进行数据采集和分析的探索；第四个案例片段是教师在本班进行的基于测评数据和幼儿需求的行动改进。

———————————

① 李芳，孙玉梅，邓猛.美国自闭症儿童教育中的循证实践及启示[J].外国教育研究，2015，(2)：66—78.
② 杨文登，叶浩生.社会科学的三次"科学化"浪潮：从实证研究、社会技术到循证实践[J].社会科学，2012（8）.
③ Schalock, R. L., Gomez, L. E., Verdugo, M. A., & Claes, C.. Evidence and Evidence-Based Practices: Are We There Yet? [J]. *Intellectual and Developmental Disabilities*，2017，55（2）：112 - 119.
④ 杨文登.循证实践：一种新的实践形态？[J].自然辩证法研究，2010，26(04)：106—110.

案例链接4-4

## 有效诊断，实现精准化教学设计①

运动集体教学活动是目前幼儿园常见的高结构活动，常规做法是通过观察幼儿的面色、精神、出汗情况以及情绪等外显行为，或者是根据外显的生理变化来判断本次活动设计是否合理，幼儿的运动量是否适宜。有的教师也会用搭脉等人工方式，对幼儿某一时刻的心率进行测量并记录。显然，这样获得的结论往往带有教师的主观判断，不够客观、准确。

一般而言，高结构集体运动活动的运动负荷模式有标准型、双峰型等，幼儿的生理负荷曲线是逐步上升到相对平稳，再逐步下降的，合理安排和调节生理负荷能使幼儿达到最佳锻炼效果。为了准确了解幼儿运动量的峰值变化，关注幼儿的生理负荷情况，我们请幼儿佩戴运动手环，对心率进行重点监测。

以大班运动集体活动"蜘蛛侠"为例，本次活动目标是通过悬空爬协调动作，提高身体控制能力和在一定范围内躲闪的能力。活动分为三个部分，开始部分以热身为主，师生以游戏的方式进行四肢关节的活动，为悬空爬做铺垫；基本部分有三个内容，幼儿尝试爬行、交流经验、巩固方法——幼儿间游戏、再次交流经验、发现闪躲窍门——师生集体游戏，进一步巩固方法；最后部分是放松身心、整理物品。教师的判断难点主要集中在两个方面——

(1) 本次活动中幼儿的生理负荷曲线是否与活动设计预想的结果一致，即逐步上升至相对平稳，然后逐步下降？

(2) 活动中幼儿心率的最高峰值出现在哪个环节？持续时间是否适宜？

运动手环监测形成的心率曲线显示：活动中，基本部分的第二项内容至第三项内容(15分钟至25分钟左右)，单位时间内幼儿的心率过高，生理负荷曲线上升明显偏快，持续时间相对较长(见图4-1)。我们还发现，高峰值持续时间内，幼儿的自发间歇行为增多，运动水平也趋于下降状态，这样会直接造成幼儿对活动由兴奋到疲劳甚至是抑制。

---

① 注：本案例节选自上海市奉贤区阳光幼儿园曹秀丽老师的论文，原文以《智能硬件在幼儿运动监测中的应用》为题发表于《上海托幼》2021年第1—2期合刊。本书在选用时征得原作者同意略作了修改。

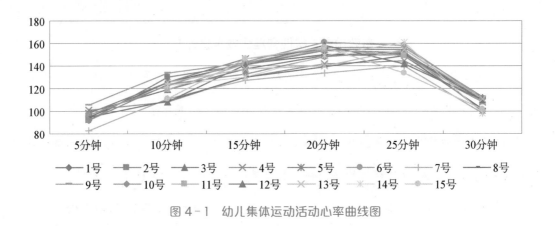

图 4-1　幼儿集体运动活动心率曲线图

　　由数据反馈的信息,引发了教师对活动的反思——完成悬空爬这一动作本身就需要一定的力量,容易造成幼儿疲劳,气温、场地等因素也会对幼儿的运动能力产生影响。于是,教师对三个方面进行调整:首先,降低运动密度,将组与组的对抗游戏调整为两两对抗;其次,调整互动游戏时的规则,将"躲闪并抓住对方"调整为"躲闪并快速通过、占领对方领地",这样既能增加游戏趣味性,又能确保幼儿根据动作、任务调整自己的运动节奏,获得更丰富的运动经验;最后,调整游戏次数,教师与幼儿间的游戏由两次调整为一次。在调整后的活动中,我们发现幼儿的心率曲线趋于合理,运动负荷更适宜、适切,确保了幼儿力所能及地快乐运动。


　　影响教师教学设计的因素是多方面的,包括幼儿的前期经验和发展规律、课程的递进逻辑、园所的资源配置、教师的个人特点等等。其中一部分影响因素可以借助数据分析的方式更高效地帮助教师进行决策。在这个片段中,循证的目标是幼儿的运动负荷,传统方法如观察面色、出汗量等也能提供一定的判断依据,但主观性相对较强,对教师的经验和观察能力有较高要求,特别是对于青年教师来说在实际操作中会感到不太有把握。结合对幼儿心率变化曲线的分析,教师能为观察补充客观数据的证据,在教学设计的调整中更加有的放矢。

案例链接 4-5

## 科学评价，驱动个性化教育实践①

《上海市幼儿园办园质量评价指南》提出，观察分析幼儿应成为幼儿园课程实施的重要组成部分，强调幼儿园全面、科学地进行质量分析的重要性。以往，我们会在每天的户外运动中提供简单的心率监测仪，也会创设幼儿自我评价的区域，幼儿能对自己的运动情况作简单的评价，教师也能收集到一些可供参考的幼儿信息和数据，但显然这些信息和数据无法满足全面、科学地进行质量分析的需求。智能手环的应用在很大程度上发挥了实时信息采集的作用，达到了结合个体运动习惯、贴身实时监测个体身体活动情况的目的。

以混龄运动为例，这是孩子们最喜欢的运动，也是最能展现个性化运动能力的活动。小b和小c都是体弱儿，前者体重超标，属于"肥胖儿"，后者属于中度营养不良。活动前，我们根据干预要点对两名幼儿的运动预警进行设置，并利用户外网关接收器实时监测幼儿的运动情况，以发现不同幼儿不同的运动需求和负荷，及时给予干预和个性化指导。

活动中的数据显示，小b的活动强度过低，小c的活动消耗偏高。从"我在哪里"可以看到，小b主要在"碧海金沙"区域（沙水活动为主）活动，且基本没有移动；小c活动范围较广，"古华公园"区域（攀爬、奔跑活动为主）和"庄行老街"区域（骑行、负重活动为主）是他驻留时间较长的区域。于是，教师在小b活动的"碧海金沙"区域补充投放了滑草板、推土机等器械，鼓励他与同伴开展运动量相对较大的活动，提高小b的运动强度和心率。另一边，教师手环和小c的手环同时发出警报，显示小c运动强度过量。教师及时根据位置显示找到小c，防止其运动过量导致身体损害。此时，小c也收到手环信号停止了活动。随后，教师提示小c及时补充水分，并建议他到"碧海金沙"区域和"南桥新城"区域进行相对安静的活动。

通过对小c单日饮水量和午睡情况的数据进行比对，我们发现：混龄运动当天，小c的饮水量高于班级平均数，运动强度和运动消耗偏大，午睡情况良好。在交流中得知，班级教师从手机APP上得到运动量超标提示，结合观测到的幼儿实际情况，对幼儿进行了个别干

① 注：本案例节选自上海市奉贤区阳光幼儿园曹秀丽老师的论文，原文以《智能硬件在幼儿运动监测中的应用》为题发表于《上海托幼》2021年第1—2期合刊。本书在选用时征得原作者同意略作了修改。

预,及时提示幼儿补充水分并适当降低他的运动强度。智能手环所提供的整合分析和处理幼儿心率、饮水和睡眠等多方面数据的功能,实现了私人订制的个性化干预指导。

在幼儿的个别化观察与支持中配合智能硬件的生理数据采集是一种有效的证据补充。与前一个案例相似,在采用数据证据支持对幼儿的观察识别时,应首先明确循证的目标,即形成指向具体问题的指标框架,在本案例中,指标框架包含幼儿的生理发育指标、单位时间运动量、饮水量、睡眠情况,通过对这些指标的分析比较,教师才能够形成相应判断。在这个案例中,指标数据在活动现场和事后分析两个环节中都发挥了积极作用。在现场活动中,教师通过手环的设置预警功能及时监测幼儿的运动量,更有意义的是指环也会同步提醒幼儿,帮助幼儿更好地体察自己身体的反馈,并学习如何调节自己的活动;在后续分析中,教师不仅关注幼儿的运动数据,还整合了幼儿睡眠、饮食等其他环节的数据结果来进行综合研判,一定程度上体现了对幼儿发展的整体理解。在证据服务教学决策的过程中,教师具备类似的研究性思维尤为重要。

案例链接 4-6

## 智能分析,实施科学化保教管理[①]

目前,我园的运动课程有基础性课程(晨练活动、集体运动、运动游戏、混龄运动)和选择性课程(定向运动、运动会等)。一般来讲,低强度运动中幼儿心率为 130—140 次/分钟,中等强度运动心率为 140—160 次/分钟,高强度运动心率为 160 次/分钟左右。通过分析幼儿佩戴的智能设备所采集到的数据,我们发现不同运动形式下记录到的幼儿心率等生理负荷数据有所不同。其中,晨练活动中幼儿的运动强度相对偏低,平均心率为 135 次/分钟(见图4-2)。我们由此展开思考:一周的运动活动安排是否能满足幼儿每天中高强度活动的需求? 怎样调整才更为合理? 比如,基础性课程中混龄运动的运动强度相对更大,是否可以适

① 注:本案例节选自上海市奉贤区阳光幼儿园曹秀丽老师的论文,原文以《智能硬件在幼儿运动监测中的应用》为题发表于《上海托幼》2021 年第 1—2 期合刊。本书在选用时征得原作者同意略作了修改。

当增加一次，由"4＋1"模式调整为"3＋2"模式？

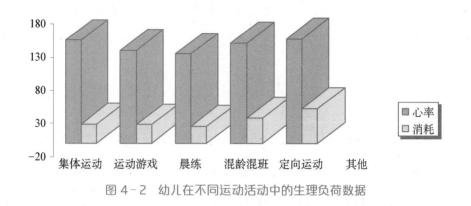

图4-2　幼儿在不同运动活动中的生理负荷数据

　　与此同时，根据幼儿晨练运动中与各种材料互动的数据，我们还挖掘出幼儿选择运动器械的偏好情况（见图4-3），可见幼儿更偏好攀爬类和运行类器械。根据幼儿的运动喜好，我们又进一步思考：运动活动在内容、形式上可以如何进一步优化调整？能否在空间利用、材料投放、动作组合等方面综合考虑？

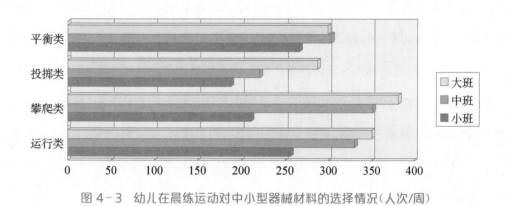

图4-3　幼儿在晨练运动对中小型器械材料的选择情况（人次/周）

　　带着这样的思考，我们对运动课程整体方案进行了调整，一方面将室内运动调整为室内混龄运动，增加幼儿混龄运动的机会；另一方面，晨练活动的空间由户外场地拓展为"户外＋部分室内"，材料投放时则增加更开放、更低结构化的竹制中小型器械，既方便幼儿自主组合，又便于他们收纳和整理。

　　与此同时，大量的数据和分析也为幼儿健康膳食提供了参考。保健教师能根据幼儿运动中反馈的数据，配合常规体检，并从后台调取出全园幼儿BMI数据汇总，开展幼儿体质指数的阶段性分析。我们可以精确判断每个幼儿需要什么样的营养搭配或侧重搭配,还可以根据特殊幼儿的身体情况,指导监护人对其进行合理膳食搭配等健康干预。我们欣喜地发现,2019届小班幼儿BMI指数范围在18.5—22.9(即正常范围)的比例增加了9%,大于30(即严重肥胖)的人数为0。

针对本案例需要解决的问题,循证的指标框架包括幼儿在不同活动中的运动强度、幼儿使用不同器械的偏好。标准化的数据指标为比较提供了可能。对园级层面的保教管理来说,数据视角提供了一种相对不那么主观和经验主义的思考路径。如上述案例所呈现的,在区域划分、器械配置、活动内容的交叉安排等诸如此类的一系列课程相关决策时,循证实践的方法值得进一步尝试。

事实上,原始数据本身是无法"说话"的,从数据变成证据的过程是需要大量推演、尝试和摸索的,很多时候更是一种跨界的联结。以智能硬件等信息化技术赋能教育为例,手环提供的幼儿运动数据需要一个合理的分析框架才能形成解释意义,对一线的幼儿园来说,目前基本还是摸着石头过河的阶段。在第三章第三节以及本节的几个案例中,我们呈现了几个可能的应用场景,包括对幼儿一日活动量结构与活动场景关联的比较分析,对幼儿单次活动负荷变化的跟踪分析,对园本运动课程的活动强度和活动频度的比较分析,等等。这些也都还是对信息技术的数据产出与教育理念融合应用的初步探索,未来尚有很大的研究空间。

案例链接4-7

### 提升小班幼儿"跳"运动核心经验的行动研究①

(1)追求规范,明确动作发展的问题

通过研究,我们梳理了小班幼儿"跳"运动核心经验内容,制订了测查标准,并在小班A和小班B进行了观察评估,获得了2个班级共54名幼儿的"跳"运动能力发展的数据(见表

① 注:本案例节选自上海市宝山区康桥水都幼儿园张奇老师的论文,原文以《从追求规范到关注需求——以小班幼儿"跳"运动核心经验的提升为例》为题发表于《上海托幼》2021年第1—2期合刊。本书在选用时征得原作者同意略作了修改。

4-5、表4-6）。

表4-5　小班幼儿"向前跳"动作发展情况统计

| 动作阶段 | 问　　题 | 实测人数 | 符合人数 | 占比 |
|---|---|---|---|---|
| 起跳 | 身体不能半蹲助跳并前后左右摇晃吗？ | 54 | 22 | 41% |
| 腾空 | 不能助跑跨跳过一定高度的物体吗？ | 54 | 17 | 31% |
| 连续跳 | 不能保持稳定的节奏连续跳吗？ | 54 | 40 | 74% |

表4-6　小班幼儿"向上跳"动作发展情况统计

| 动作阶段 | 问　　题 | 实测人数 | 符合人数 | 占比 |
|---|---|---|---|---|
| 起跳 | 用全脚掌（把身体重心放在整个脚上）蹬地起跳吗？ | 54 | 38 | 70% |
| 腾空 | 脚掌不能完全离开地面并放松身体吗？ | 54 | 8 | 15% |
| 落地 | 落地时不能屈膝，不能保持身体平衡吗？ | 54 | 25 | 46% |

　　通过数据分析，可以发现小班幼儿在"跳"动作发生时，动作规范性存在以下问题：一是起跳阶段，部分幼儿不能半蹲、摆动手臂，无法借助身体蹲下并用脚蹬地的力量和手臂摆动的力量促使身体向前跳，即便能做到这些动作的幼儿也由于缺乏平衡能力而晃动身体。此外，在起跳时大部分小班幼儿不懂得运用前脚掌力量弹跳，而是直接运用全脚掌。二是腾空阶段，小班幼儿蹬地力量小，少部分幼儿脚掌不能完全离开地面，身体没有跳起。由于腿部肌肉力量的缺乏，小班幼儿跳起的高度有限，少部分幼儿不能完成主题教学活动中教师指定完成的高度。三是落地阶段，大多数小班幼儿在落地时，不懂得屈膝来缓冲身体向斜下方冲的惯性，从而身体向前倾，还容易造成摔倒的现象。

　　按照"跳"动作的发生阶段，我们对幼儿当前阶段"跳"动作中的核心问题进行了梳理，并匹配相应指标，以使专项练习方向明确清晰。例如，起跳阶段对应的身体指标有身体协调性、平衡能力、弹跳力；腾空阶段的主要身体指标是肌肉力量；落地阶段的身体指标指向平衡能力和身体协调性。根据以往解决问题的方法，只要对症下药，针对跳运动中存在的问题，在环境支持上针对发展弱项提供丰富材料和玩法,在活动中针对动作规范加以关注、指导即可。但我们关注到,这种方式固然能够提升幼儿"跳"运动的核心经验,但活动实施的出发点仅针对问题解决,忽略了幼儿自身的内在需求,这显然不符合现代化教育对人的发展的诉求。我们认为,只有充分尊重幼儿的需求,从幼儿的体验和学习特点出发,活动设计才更贴近幼儿,从而吸引幼儿以积极主动的状态参与到活动中,真正做到以人为本。

(2) 立足需求,灵活开展专项练习

① 分解动作以降低练习难度

小班幼儿的动作分解能力较差,做动作时只能两手上下挥动或双脚小步跑动,不能将身体各部分的动作有机结合起来。明确了幼儿在"跳"这一运动核心经验中存在的问题后,如何将规范的跳跃动作传授给幼儿? 这是活动设计首先要考虑的问题。

游戏是幼儿园的基本活动,也是幼儿学习的主要方式。日常在与幼儿共同游戏的过程中,我们发现,"胡萝卜蹲"游戏中"蹲"的动作与"跳"动作中的半蹲部分类似,这帮助我们打开了新的设计思路。针对小班幼儿动作分解能力较差的问题,我们确定了分解动作的专项练习框架,针对"跳"动作中每一个具体存在的问题,将其分解细化为最简单的、幼儿易于接受的动作(见表4-7),并采用游戏的形式进行,使专项练习贴近幼儿的年龄特点和发展需要。

表4-7　小班幼儿"跳"运动核心经验分解动作设计

| 动作阶段 | 存 在 问 题 | 分解动作 | 游戏形式 |
|---|---|---|---|
| 起跳 | 不能半蹲助跳、身体摆动不协调 | 蹲、摆臂 | 胡萝卜蹲<br>开汽车 |
| | 全脚掌蹬地起跳,不会运用前脚掌力量 | 踮脚 | 会响的屋顶<br>脚尖点点 |
| 腾空 | 不能助跑跨跳一定高度物体 | 力量 | 变速跑<br>双脚交替上下楼梯 |
| 落地 | 落地时不能屈膝,不能保持身体平衡 | 蹲 | 胡萝卜蹲 |
| | 不懂得屈膝来缓冲身体向斜下方冲的惯性 | 动态蹲 | 开飞机 |

② 转换形式以优化练习结构

以往，我们倾向于在学习活动或运动等高结构活动中，通过专门的教学设计，让幼儿在短暂的有意注意持续时间内，完成对知识、方法、技能等的消化，帮助幼儿实现发展。然而，幼儿的学习以无意注意为主。小班幼儿的有意注意水平很低，一般只能维持 3—5 分钟。基于这种认识，我们决定转换练习形式，尝试向低结构活动转变。

首先，将专项练习嵌入生活间隙。比如，小班幼儿正处于规则意识培养阶段，教师需要在活动衔接中花费大量时间整理队伍，这段时间中幼儿都处于站立等待状态，行为目的性较弱，注意力容易转移；此外，从教室到各活动场地之间往往需要较长时间，这段时间中幼儿呈缓慢行走状态，行动目的性强，但因经过的场地地形复杂，有平整路面，也有楼梯、台阶等，注意力也较易分散。鉴于此，我们对这两段生活间隙中幼儿的行为特征进行分析，在整理队伍时为幼儿设计了"脚尖点点""胡萝卜蹲"等游戏环节，进行原地踮脚和原地半蹲的活动，提升幼儿的平衡和半蹲能力；在各活动场地之间往返时特意通过地形（如楼梯）和教师步速的变化，帮助幼儿提升身体耐力和稳定性；此外，在午饭后的散步环节，也补充安排一些相对安静的游戏，如开汽车（摆臂练习）、开飞机（动态蹲练习）。这种改变，既避免了占用其他活动时间，也尊重了小班幼儿的学习特点。

其次，将专项练习融于游戏活动。游戏是幼儿最喜欢的活动形式，利用游戏活动时间，我们为幼儿创设了专项练习小游戏。例如，"影子游戏"可以锻炼幼儿变速跑、躲避的能力；"小小骑兵"可以锻炼腿的弹跳力和平衡能力；"好玩的滑板"可以锻炼跨跳能力；"有趣的陀螺跳"可以锻炼身体控制力；"消防员"可以锻炼单脚跳、双脚跳、钻爬、滚动等能力。在游戏活动中开展与"跳"相关的运动游戏，既能满足幼儿游戏的需要，也有助于幼儿将零散的经验整合起来，从而提升"跳"运动核心经验。

③ 巧用场地以保障练习安全

练习跳跃和落地的场地要求柔软、平整、宽阔，考虑到幼儿在跳跃时身体控制能力较差，脚趾比较柔软、娇弱，易受伤，因此跳跃区域场地的弹性非常重要。我们发现，跳跃场地的优劣顺序（由最佳到最差）依次是：橡胶或塑胶场地—铺有地毯的平整场地—草地—木地板场地—水泥或砖场地。

结合本园实际情况,我们将专项练习场地分为四种类型,由好到差依次是塑胶跑道—楼梯、走廊—教室—绕园车道。综合考虑活动场地安全性、活动强度、专项练习活动对弹跳动作的需求程度,我们将场地和活动进行了匹配安排(见表4-8),以充分保障幼儿练习的安全。

表4-8 "跳"运动核心经验专项练习场地安排

| 场地 | 场地特性 | 适宜活动类型 | 活动安排 |
|---|---|---|---|
| 塑胶跑道 | 地面柔软、平整开阔 | 运动量较大,方向分散,跳跃动作练习频繁的活动 | 与游戏活动相结合的专项练习活动 |
| 楼梯、走廊 | 地形狭长、地面较柔软 | 运动量适中,方向集中,偶有跳跃动作发生的活动 | 利用间隙时间产生的专项练习活动 |
| 教室 | 地面较硬、相对开阔 | 运动量适中,偶有跳跃动作发生的活动 | 利用间隙时间产生的专项练习活动;与游戏活动相结合的专项练习活动 |
| 绕园车道 | 硬质地面、容易擦伤 | 运动量小,方向集中,几乎无跳跃动作发生的活动 | 与午间散步相结合的专项练习活动 |

通过研究,我们梳理了小班幼儿"跳"运动核心经验内容,制订了测查标准,并创造性地分解动作练习,优化"跳"运动活动的组织实施与指导。在研究和实践过程中,我们从最初寻求检测工具、追求动作规范,到开始关注幼儿的真实需求和发展特点,将"跳"运动核心经验专项练习以游戏的形式融入幼儿的一日生活中,形成了因地制宜、丰富灵活、科学有效的活动安排,实现了工具理性和价值理性的统一。

这个案例是教师开展的小规模行动研究。回顾行动研究在最初被介绍到国内时,有研究者按照研究的侧重点将其归纳为如下三种类型:[1]一是行动者用科学的方法对自己的行

---

① 郑金洲.行动研究:一种日益受到关注的研究方法[J].上海高教研究,1997,(01):27—31.

动进行研究。这种类型强调使用测量、统计等科学的方法，结合自己实践中的问题对理论进行验证。它可以是一种小规模的实验研究，也可以是较大规模的验证性调查。二是行动者为解决自己实践中的问题而进行的研究。这种类型不仅使用统计数据，还重视研究者个人的资料，如日记、录音、照片等所有对以后的回忆和评价有帮助的材料。三是行动者对自己的实践进行批判性反思的研究。这种类型强调以"理论的批判"和"意识的启蒙"来引起和改进行动。第一种研究类型强调行动研究的"科学性"；第二种更关注行动研究对教育实践的"改进"功能；第三种则突出了行动研究的"批判性"。随着研究方法自身的演进，第二种类型的行动研究得到了更多的应用和发展，在新近的研究方法工具书中，行动研究被直接定义为"一种教育者为改进他们的专业实践而在日常工作环境中实施的研究"[①]。

　　上述案例也正是这一类型的典型——研究目的重在解决本班实践问题，借助一定的文献阅读，并运用与问题相关的知识和经验，以自己班级的幼儿作为便利样本，采用易实施的程序和短周期、渐进式的设计，强调研究的实践意义并根据积极的研究结果调整自己的实践。这个案例体现了依托行动研究方法解决问题与借助同事交流、参加研讨会、参阅专业期刊或直觉经验等解决实践问题的一般途径之间的显著区别，主要体现在"意向性"和"系统性"[②]两个方面。所谓"意向性"是指实践者的探究是有计划的、审慎的，而不是随意进行的，而"系统性"则是指行动过程有收集和记录信息的有序方法，研究者记录实践情境的各种经验，并对相关事件遵循有序的方法进行回忆、反思和分析。这些也是行动基于证据的表现。我们也由此发现，从数据到证据，从证据再到基于证据的实践改进，这一过程链中的关键要素之一是教师的反思性实践能力。反思是联结知识与实践的重要过程，反思性实践是教师"在教育过程中将自我与教育活动作为意识对象，不断进行主动地思考、评价、探究、调控改进"[③]。反思性实践者能够通过学习与思考，将不同来源的多种资源、知识加以整合，并能通

① 梅瑞迪斯·高尔，乔伊斯·高尔，沃尔特·博格.教育研究方法(第六版)[M].徐文彬，侯定凯，范皑皑，等译.北京：北京大学出版社，2016：446.
② Cochran-Smith, M., & Donnell, K.. Practitioner inquiry: Blurring the boundaries of research and practice. In J. L. Green, G. Camilli, & P. B. Elmore (Eds.). *Handbook of complementary methods in education research* [M]. Mahwah: Lawrence Erlbaum Associates Publishers. 2006: 510.
③ 教育部教师工作司.幼儿教师专业标准(试行)解读[M].北京：北京师范大学出版社，2016：135.

过整合与关联的视角将各因素联系起来思考与分析，为调控改进提供依据，从而做出明智的决定。

此外，值得注意的是，尽管教育循证实践在我国的探索仍在起步阶段，但理论界已通过对国外经验的讨论和分析提出了一些警告，其核心观点是教育循证实践也要避免"'有效即为证据'的工具主义倾向"[①]。在实践改进的过程中，不能仅关注幼儿园或学校改进的现实问题解决，强调改进的目的和手段，而忽视了改进主体本身在过程中的知识与经验积累。教育研究中需要的是一种实验的理念，而并非所有研究都要依赖证据。[②] 有研究者认为，教育研究应当"是有人文情怀和爱的情感的，只用数据来说话的教育研究会成为一种'冷漠'的、'冰冷'的、'僵硬'的研究，缺乏精神追求与终极信仰，只有'活泼泼'的教育研究才是有生命力的，彰显生命关怀和人文情怀的"。[③] 对幼儿教育的研究者来说，这种对情感与爱的价值追求更是不应该被放弃和遗忘的，是在基于证据的教育反思与改进中必须被重视和肯定的。正如案例 4-7 所呈现的关注幼儿需求的行动改进，从调查工具的选择，到核心经验动作的分解，再到高、低结构活动的考量，专项练习时间及场地的安排等，实践研究者在力求规范的同时，也在边实践边反思，关注幼儿的内在需求与发展特点，在活动实施中尝试打破工具和方法的束缚，回归幼儿的真实需要，使活动安排更契合幼儿发展的实际，使改进行动具有温度，在过程中体现了对价值理性的追求。

---

① 杨婷.当教育成为一种循证实践——兼与格特·比斯塔等人对话[J].全球教育展望,2021,50(07):54—63.
② Smeyers, P.. On the Limits of Empirical Educational Research, Beyond the Fantasy: A Rejoinder to D.C. Phillips [A]. *In Philosophy, Methodology and Educational Research* [C]. Oxford: Blackwell, 2007: 333-350.
③ 姜勇,戴乃恩.论"基于证据"的教育研究的限度——"文化存在论教育学"的视角[J].华东师范大学学报(教育科学版),2017,35(03):72—79.

# 第三节　生态视角下幼儿健康家园
# 共育的观察与应对

从生态视角出发，我们在幼儿健康监测的指标框架中纳入了家庭和幼儿园两个微系统，同步考察两个系统中的各相关因素对幼儿健康的影响。在教育实践中，家园合作共育关系的建立也一直是一个老生常谈的主题。幼儿的日常生活衔接于家庭和幼儿园两个主要场域间，其健康行为也是在两个场域的共同影响下逐渐形成的，包括幼儿的口腔卫生、视力保健、睡眠、久坐、屏幕暴露等多方面健康习惯，更大程度上是家庭的健康理念在幼儿生活习惯养成中的日积月累，同时也会受到幼儿园健康教育的熏陶。从教育出发的幼儿健康评价分析与干预，如果只立足于机构环境而忽视幼儿的家庭环境，无论是评价的准确性还是干预的有效性都会大打折扣。

对现状的研究发现，目前家园合作共育主要存在以下问题[①]：（1）家庭与幼儿园对合作共育缺乏理性认识，导致家园共育处于单向状态，即幼儿园占据主导、权威的地位，家长则是参与、支持方，两者之间的不对等地位大大降低了家长参与家园共育的积极性与主动性；（2）教师与家长之间存在双向认知冲突，家长对幼儿教师缺乏足够的信任，对家园合作共育没有强烈的期待，教师则认为部分家长不配合，自身行为也难以为幼儿作表率，这种认知冲突阻碍了家园共育工作的顺利开展；（3）家园合作共育缺乏实效，共育往往停留在开放日等展示活动或是解决问题的层面，较难深入维持，难以达成良好的共育效果。解决这些问题，既需

---

① 贺慧.家园合作共育存在的问题及应对策略［J］.齐鲁师范学院学报，2020，35（02）：57—61.

要相关政策的支持，也需要探索幼儿园与家庭互动的新模式，构建起一种更有效支持幼儿发展的互动关系。

在生态系统观视角下，家庭与幼儿园是幼儿发展所依存的两个不同的微系统环境，布朗芬布伦纳认为微系统是"发展着的人在具有特定物理和物质特征的情景中所体验到的活动、角色和人际关系的一种样式"[①]，这为我们理解微系统对个体发展的影响以及微系统之间的关系提供了一个分析框架。其中，"情景"是活动发生的场所，即活动环境；"活动"是个体正在参与的任务或操作，是有开始和结尾的连续过程；"角色"是个体在社会文化中的地位及与之相一致的行为期望；"人际关系"则是情景中人与人之间可感知的内部联系。

借助生态系统理论对情景、活动、角色关系等要素的分解，我们尝试以改善幼儿屏幕暴露行为为例，分析和优化幼儿健康的家园共育环境。屏幕暴露是指一系列基于屏幕使用的活动，包括观看电视，玩电子游戏，电脑、智能手机及平板电脑的使用等。[②] 近年来，屏幕暴露低龄化的现象日趋严重，长时间屏幕暴露连同久坐行为共同成为对幼儿健康的威胁。世界卫生组织《5 岁以下儿童的身体活动、久坐行为和睡眠指南》指出，2—5 岁幼儿久坐不动的屏幕暴露时间每日不应超过 1 小时，少则更好；我国《3—6 岁儿童学习与发展指南》健康领域更是对各年龄段提出细化建议，3—4 岁幼儿连续看电视等不超过 15 分钟、4—5 岁幼儿不超过 20 分钟、5—6 岁幼儿不超过 30 分钟。幼儿屏幕暴露主要发生在家庭环境中，同时，在幼儿园中也会有少量的屏幕暴露时间，幼儿在两个微系统中共同发生的这一活动构成了家园合作共育的一个切入点。

我们以一所幼儿园为样本，分别对幼儿在家庭和幼儿园的屏幕暴露情况进行了研究。调查以幼儿园全体幼儿家长、教师为对象，共调查幼儿家长 551 名、教师 44 名，并抽取 12 名家长和 8 名教师进行了访谈。调查和访谈内容包括幼儿屏幕暴露情况以及成人对幼儿屏幕暴露的态度和做法。

---

① 薛烨，朱家雄，等.生态学视野下的学前教育［M］.上海：华东师范大学出版社，2007.
② 赵瑾，章依文.屏幕暴露与儿童早期发展［J］.教育生物学杂志，2019,7(1)：1—5.

案例链接 4-8

## 幼儿屏幕暴露现状调查[①]

（1）幼儿屏幕暴露的家长视角

① 幼儿在家的屏幕暴露情况

A. 幼儿在家屏幕暴露时长

考虑到幼儿在家的屏幕暴露情况与日常家庭作息的关联，我们在调查中区分了工作日与节假日两种情况。研究发现，幼儿节假日在家屏幕暴露时长显著高于工作日，工作日屏幕暴露时长均值为 55.87 分钟，节假日为 80.96 分钟，两者存在极显著差异（p＜0.01）。同时值得注意的是，工作日和节假日都存在平均每日屏幕暴露时长超过 2 小时的幼儿。

将幼儿在家屏幕暴露时长与幼儿年龄段、家庭结构、主要教养人等背景因素进行差异分析，可以发现：（A）不同年龄段幼儿的日均屏幕暴露时长均高于世界卫生组织建议的每日 1 小时，分别为小班幼儿 63.98 分钟，中班幼儿 61.91 分钟，大班幼儿 63.13 分钟，且三个年龄段都存在时长超过 2 小时的幼儿，但各年龄段不存在显著性差异。（B）幼儿的日均屏幕暴露时长在家庭结构上存在显著差异（p＜0.05），独生子女家庭的时长均值为 65.86 分钟，远高于非独生子女家庭的 54.58 分钟。（C）父母为主要教养人的家庭中幼儿屏幕暴露时长更短，但差异并不显著。（D）收入越高的家庭，幼儿屏幕暴露时长越短，这一点在节假日尤为明显。

B. 幼儿在家屏幕暴露的主要情境

从屏幕类型来看，有 69.9％ 的幼儿在家中使用平板电脑，64.4％ 使用电视，44.1％ 使用手机，而台式电脑、游戏机、学习机这三类屏幕设备则较少为幼儿接触和使用。此外，多数幼儿在家接触多种类型的屏幕，45.7％ 的幼儿经常接触两种屏幕（主要为平板电脑和电视），20.7％ 的幼儿日常会接触三种屏幕。

从屏幕暴露内容来看，89.8％ 的幼儿常观看视频与动画片，65.9％ 的幼儿使用屏幕参加各类学习，19.6％ 的幼儿则经常玩电子游戏，听音乐、使用语音或聊天的幼儿相对较少。

---

[①] 注：本案例节选自上海市杨浦区教育学院王韵老师的论文，原文以《幼儿屏幕暴露现状及其干预策略》为题发表于《上海托幼》2021 年第 1—2 期合刊。本书在选用时征得原作者同意进行了修改。

　　从屏幕暴露动机来看,9.8%的幼儿总是主动提出屏幕需求,37.6%的幼儿经常提出需求,37.4%的幼儿有时提出需求,仅有1.5%的幼儿从来不提出屏幕需求。由此可见,当前幼儿主动提出屏幕需求的频率较高,表明大部分幼儿对屏幕有较大依赖。

　　② 家长对幼儿屏幕暴露的态度及做法

　　A. 家长认可幼儿接触屏幕的正向作用,并会提供接触机会

　　92.4%的家长认同幼儿"使用电子屏幕过程中能体验到快乐",78.6%的家长认同幼儿"能够通过接触屏幕获得新知识",57.9%的家长认同幼儿"能够获得新技能"。可见大部分家长认可接触屏幕对幼儿的积极作用。有趣的是,幼儿接触屏幕对家长也有间接的积极意义,74.2%的家长认同幼儿看屏幕时自己"能够获得一段不被打扰的时间",尤其男孩的家长有更高比例认同这一观点。访谈结果与之相似。所有访谈对象均认同接触屏幕能为幼儿的学习助力,表示屏幕能够帮助幼儿"拓宽知识面"(10 次)、"接收丰富的信息"(3 次)、"互动性强,提升学习效率"(2 次),电子屏幕中规范的语言、绘本故事等能"提升幼儿的语言能力"(2次)。这些表述都体现出家长最为看重屏幕的学习助手功能。

　　与家长的上述态度相呼应的是,58%的家长会在幼儿学习时主动提供屏幕,另有相当比例的家长将屏幕作为幼儿表现较好时的奖励(51%)或是作为幼儿配合要求的交换条件(31%),还有 26%的家长希望借助屏幕让幼儿保持安静,10%的家长在幼儿空闲无聊时提供屏幕,甚至有13%的家长希望借助屏幕增进亲子关系。从中可以发现,家长提供电子屏幕主要基于学习和提供激励这两方面的考虑。随着网课的普及并向低年龄段的延伸,以屏幕的形式开展学习更加剧了幼儿的屏幕依赖。而屏幕的激励作用主要在于其丰富的娱乐功能对幼儿构成了巨大的吸引力,家长以提供屏幕作为激励幼儿良好表现的方式。

　　B. 家长担忧屏幕暴露影响幼儿视力和注意力,并重视监控屏幕内容

　　家长最为担心的是屏幕暴露对幼儿视力的影响,94%的家长表示非常担忧或较为担忧。此外,有 65.9%的家长担心屏幕暴露对幼儿注意力的影响,56.4%的家长担心幼儿会接触暴力、色情等不良内容,43.8%的家长认为可能会影响幼儿的睡眠质量,40.3%的家长认为经常接触电子屏幕可能将影响幼儿的语言能力发展,还有38.7%的家长认为可能将影响孩子的社会交往。

出于上述担心,93.3%的家长会对幼儿使用屏幕提出正确的姿势要求,52.3%的家长会借助佩戴蓝光眼镜、调节护眼模式等辅助方式减少屏幕暴露对幼儿视力的伤害;89.7%的家长会对幼儿接触的内容进行监控;76.7%的家长会对幼儿使用时间进行控制。总体而言,家长主要采用口头提醒、行为制止、替代转移等方式对幼儿的屏幕暴露进行干预。祖辈教养人较容易忽视幼儿屏幕暴露的内容筛选、时间把控、姿势提醒等问题。

C. 家长在幼儿接触屏幕时的陪伴和互动情况存在差异

美国儿科学会在2016年更新的儿童屏幕暴露指南中强调,2—5岁儿童的屏幕暴露时间建议有家长陪同,以帮助儿童理解屏幕中的内容。本次调查数据显示,大部分幼儿在使用电子屏幕时有成人陪伴,并以母亲陪伴为主(67.3%);半数陪伴幼儿的家长会在观看时与幼儿交流相关内容,另一部分家长虽然陪同但并不习惯与幼儿交流;还有13.4%的幼儿始终独自使用屏幕,缺乏成人的引导与陪伴,这部分家长表示,在幼儿接触屏幕时,也是自己使用手机、电脑等电子产品办公或娱乐的时间,或者是进行洗碗、整理等家务活动的时间。

(2) 幼儿屏幕暴露的教师视角

① 幼儿在园的屏幕暴露情况

对教师进行调查的数据显示,幼儿在园平均每日屏幕暴露时长为30.91分钟。其中,29.6%的教师反馈幼儿在园屏幕暴露时长在30分钟以内,61.3%的教师反馈约为30—60分钟,另有9.1%的教师反馈为超过1小时。

幼儿在园的屏幕暴露基本上是受教师主导。91.1%的受访教师使用屏幕进行辅助教学,主要形式是在集体教学活动中播放课件的PPT;48.9%的受访教师使用屏幕为幼儿播放视频或动画;还有33.3%的教师会利用电子屏幕来播放音乐。教师总体上存在一定的过度使用屏幕行为。幼儿接触的屏幕形式受到幼儿园硬件设备、场地等局限,基本为电视和电子白板,类型较为单一。

② 教师对幼儿屏幕暴露的态度及做法

A. 教师认同屏幕暴露时间对幼儿的积极意义

有95.4%的教师认同接触屏幕"能促进幼儿获得新知识",93.2%的教师认同接触屏幕

"能在一定程度上满足幼儿的情感需求",54.6%的教师认同接触屏幕"能发展幼儿的手眼协调等技能",还有31.8%的教师认同幼儿接触屏幕"能使自己获得一段不被打扰的时间"。

B. 教师普遍担忧屏幕暴露对幼儿健康的影响

相比家长群体,教师对幼儿屏幕暴露的担忧更为广泛。97.8%的教师认同屏幕暴露会对幼儿视力造成影响,84.1%的教师担心影响幼儿的注意力发展,72.7%的教师担心影响幼儿的社会交往,63.7%的教师担心影响幼儿的语言能力发展,61.4%的教师担心影响幼儿睡眠质量。此外,86.3%的教师还担忧幼儿在观看屏幕时会接触到不良内容。基于上述担忧,参与调查的教师均表示会在幼儿观看屏幕时筛选屏幕内容,对时间与距离加以控制,提醒幼儿姿势要求,并开展眼保健操等护眼活动。多位教师在访谈中提到,电子屏幕是一把双刃剑,需要教师在使用时进行合理把控,关注屏幕暴露的时间、内容、距离、姿势等方面,做好安全、保健等前提工作。

(3)家长视角与教师视角的比较与联系

家长和教师都较为担心屏幕暴露对幼儿注意力、语言能力、交往能力、睡眠质量等方面的影响,也担心幼儿通过屏幕接触到不良内容。从对报告的担忧水平来看,教师在所有担忧选项上的平均得分均高于家长。

针对可能出现的较严重的幼儿屏幕暴露情况,部分教师表示会与家长交流相关情况。所给出的具体建议主要包括三种方式:一是言语劝导和沟通,比如示范如何用语言提醒幼儿等;二是行为约束和控制,如提醒家长控制幼儿使用屏幕的时间、距离和姿势;三是替代转移,如建议家长通过引导幼儿进行阅读、画画、户外活动以转移幼儿对屏幕的兴趣。

总体而言,教师与家长在这一问题上的沟通频率并不高,25%的教师表示经常与家长沟通,54.5%偶尔沟通,15.9%有时沟通,还有4.5%的教师几乎从未与家长交流幼儿屏幕暴露的情况。

这组围绕幼儿屏幕暴露的调查所获取的家园环境信息虽然还比较有限,但从中仍可以对相关的情景、活动、角色与人际关系进行梳理。

### 1. 幼儿屏幕暴露的"情景"分析

情景是活动发生的场所，也是发展主体与其他对象发生互动的环境，具有特定的物理、物质特征和社会文化特征。根据巴克的生态心理学研究，环境的属性制约着人的行为，环境的固定属性及与之相对应的人类行为的持续稳定形态共同构成了行为情境。[①] 也就是说，环境的形式和结构会影响个体的行为，当环境创设适宜某种行为发生时，我们可以期望幼儿在该环境中较多地出现这种行为。

对幼儿屏幕暴露行为来说，直接的物质环境基础是各类电子屏幕设备在家庭和幼儿园的普及，但就对行为的影响来说，物质基础只是提供了一种可能性，屏幕本身并不构成诱导性。真正吸引幼儿（也包括家长和教师）去关注屏幕的，是屏幕上所承载的内容，也即情景的社会文化特征。从前文案例中的数据分析可见，面向幼儿的屏幕内容主要包含学习和娱乐两种类型，前者是家长和教师接受或支持幼儿使用屏幕的主要原因，后者是幼儿自身被屏幕吸引的主要原因。

然而影响屏幕暴露行为的情景并不仅局限于屏幕设备和屏幕内容，对行为主体幼儿来说，其行为会受到家庭和园所整体环境的影响。调查显示，幼儿在家庭中的屏幕暴露时长远高于在幼儿园，对比两个环境中的具体情景，在环境的固定特征上至少存在如下几方面差别：一是空间环境的大小，幼儿园活动室相比家庭中的幼儿活动空间一般会更大，加之幼儿园户外场地、专项活动室等，幼儿有更大的活动范围；二是材料资源的多寡，相比家庭，幼儿园无疑配置了更多样的活动材料，支持幼儿开展更多样的活动；三是互动对象的多样与单一，相比家庭成员，在幼儿园有更多同龄人与幼儿交往互动，同时教师的主要精力也投注在幼儿身上；四是活动安排的紧凑与随意，幼儿园一般有较为固定的一日作息安排，幼儿很少能像在家中一样有自主使用屏幕的机会。

因此，如果以降低幼儿不必要的屏幕暴露时间为目标，从优化家园"情景"的角度，可以从两个方面进行尝试：一是加强对屏幕内容的考量与选择。特别是对学习类的屏幕内容，成人应甄别其以屏幕方式呈现的必要性，而不能仅因为内容附加了"知识"或"学习"的属性

---

① 薛烨，朱家雄，等.生态学视野下的学前教育［M］.上海：华东师范大学出版社，2007.

就照单全收。比如一些绘本阅读类的屏幕内容，通过在形式上增加真人朗读或所谓帮助识字的点读功能来吸引家长，一些电子演示文档不过是翻拍了绘本的内容或稍加动画处理就称为课件，这些屏幕暴露都可以采用亲子共读、师生共读、同伴共读纸质书等方式来加以替代。二是适当调整环境以减少幼儿屏幕依赖的诱因。孩子都是喜欢玩耍和游戏的，屏幕的娱乐功能往往正是以此来吸睛，甚至一些学习内容也被游戏化包装，比如以 AI 游戏、闯关游戏等方式呈现，这类游戏和幼儿的自主游戏有本质上的不同，并非真正的游戏化学习。对绝大多数低龄幼儿来说，真实的感官体验和身体活动经验比屏幕营造的虚拟世界更有吸引力。家庭环境的优化可以借鉴幼儿园的环境特点，包括拓展幼儿活动空间（包括户外），增加图书、美工、运动、建构类活动材料，鼓励幼儿与邻居同伴交往，制定家庭生活作息表等，丰富幼儿的物理环境，充实幼儿的闲暇时间。幼儿园也可以联合家庭和社区进一步拓展环境资源，在真实世界中开阔幼儿的视野。

### 2. 幼儿屏幕暴露的"活动"特征

"活动"是情景中的物质及他人所构成的环境影响主体的主要载体。活动不是一个瞬间的事件，而是一个连续的过程，具有一定的时间延续性和对干扰的抵抗性。本案例中的"活动"就是指幼儿的各类屏幕暴露活动。尽管我们讨论幼儿屏幕暴露时的立场是将其作为一个需要被限制的对象，但也并不否认屏幕接触能够在一定程度上拓展幼儿的世界，打破幼儿日常生活在时间和空间上的边界，同时幼儿对其强大的用户黏性也较容易使幼儿在活动过程中保持较高的抗干扰水平。在合理范围内的屏幕接触，可以对幼儿发展发挥积极的作用。调查结果也反映了家长和教师对此达成的共识。因此，在屏幕暴露问题的家园共育中，不应仅从"堵"的角度去开展工作，也应同时思考如何充分利用这一活动载体实施积极影响。

从调查所反馈的幼儿接触屏幕的内容来看，幼儿主要是观看动画片、参加学习和玩电子游戏，家长和教师对这一活动的期待则包括满足情感需求、拓展知识面、丰富互动经验、提升语言能力等，而幼儿健康提示对 3—6 岁幼儿连续观看屏幕的时间建议是 15—30 分钟。从活动的内容、目标和限制三个特征维度进行聚焦，幼儿园与家庭可以共同商讨幼儿接触屏幕的活动设计或选择原则。比如，屏幕接触活动要考虑幼儿的情感需求，因此需平衡学习内容与娱乐性内容的比重；屏幕接触的时间限制与内容的完整性要综合考虑，为幼儿选择视频、课件时，应尽量选择单集时长符合限制要求的素材；从加强互动和语言刺激的角度，在屏幕素材的内容选择上应注意语言的规范性及互动与幼儿发展水平的匹配性；等等。充分利用对"活动"特征的塑造，最大化屏幕接触对幼儿的积极意义。

### 3. 幼儿屏幕暴露中的"角色"与"人际关系"

"角色"是构成微系统的一个基本特征，扮演某种角色的人容易被唤起与角色期望一致的感知、活动和人际关系样式。在亲子关系中，家长作为教养人角色，被赋予养育、保护的角色期望；在师幼关系中，教师则被赋予照料、教导的角色期望；在家园共育中，幼儿园往往占据主导、权威的地位，家长则是参与、支持的角色[①]。由此可见，在与幼儿的关系中，成人往往占据优势角色地位，而在家园共育的成人关系中，教师相对家长更具有角色上的主导地位。微系统中的各种"角色"在活动情景中通过持续互动形成一定的"人际关系"样式。

上述有关幼儿屏幕暴露的调查对家庭和幼儿园微系统中的角色与人际关系着力有限，但部分数据和访谈结果也提供了有价值的分析素材。首先，我们发现幼儿屏幕暴露活动并不总是一个多角色联合参与的状态。13.4%的幼儿在家中是独自接触屏幕内容而没有成人的引导与陪伴，在幼儿园也存在幼儿自行观看动画片的情况。其次，部分家庭情景中的亲子互动方式有待丰富。我们看到在家长主动提供屏幕的情况中，相当一部分家长的出发点是让幼儿保持安静（26%）、避免幼儿无聊（10%）、增进亲子关系（13%），由此透露出亲子陪伴中的一些无奈。各类屏幕在育儿场景中充当了"电子保姆"的角色，相当一部分家长在希望幼儿安静或在幼儿无聊时，没有更好的活动安排和亲子互动方式，而是首先求助于"电子保姆"，以换取自己能从带养人的角色中抽离片刻。上述线索为我们优化幼儿的微系统环境提供了更多思路。

多角色联合参与的意义在于能更好地发挥活动对发展的积极影响。发展的生态系统理论认为，如果活动的双方都感受到他们是在共同（或互补地）做一件事情，例如母亲和孩子一起看一本图画书，并会互相讲述或讨论，这种双人关系能提升活动过程中的学习机会，如果

---

① 贺慧. 家园合作共育存在的问题及应对策略[J]. 齐鲁师范学院学报，2020，35（02）：57—61.

能持久多次地发生联合活动,双方更能形成一种深层次的情感联系,即使是对方不在场的情况下,其思想和行为仍会对另一方的行为及发展产生重要影响。前述我们谈到了幼儿接触屏幕的积极意义得到了家长与教师的共同认可,但对于学龄前幼儿来说,在屏幕内容监管上需要成人的干预,同时,如果成人能在陪伴幼儿观看的基础上表示出兴趣,并与幼儿进行多种形式的互动,比如共同开展视频中的游戏活动、共同模仿进行艺术表现、在日常生活中复述动画故事等,把幼儿的注意力从视频本身拓展到与家长、教师的真人互动中,不仅能极大发挥屏幕内容的价值,也可能反而降低幼儿对屏幕的依赖。

角色间共同活动与互动方式的丰富性也是微系统的重要特征。布朗芬布伦纳的研究指出,发展着的人是一个不断成长的、并时刻重新构建其所在环境的动态的实体,人与环境(物质、人际)呈现一种互动的关系。如果发展主体与互动对象间具有复杂的互动模式,那么此情景对发展和学习的影响将会更大。调查中家长、教师将互动角色让位给"电子保姆"的选择虽有无奈,但也反映出在更好的活动和更多样的互动方式方面的欠缺。无论是家庭还是幼儿园,成人面对幼儿都不应只有教养者这一个角色,而是应当通过有意识地成为幼儿的伙伴、助手、引领者等,使互动的样态丰富起来。在共同活动内容的拓展上,家庭和园所都不妨积极求诸自然、生活与游戏,接触自然、体验生活、自主游戏的活动能以一种符合幼儿本性的方式充盈他们的闲暇时间,实现对降低幼儿屏幕依赖的"曲线救国"。

此外,发展生态学认为微系统中人际关系的基本特征之一为"均势",即互动双方势力的平衡。某种情景,在情感联系、互动模式等因素的基础上,如果关系的均势逐渐移向主体,就更有可能对主体产生积极影响。尽管幼儿屏幕暴露是在家庭和幼儿园两个微系统中分别进行的,但通过幼儿与家长和教师的紧密联结关系,两个微系统之间也存在着相互影响。与以往相关研究的结论较为一致,我们在调查中也发现,幼儿园及教师在家园间的相互影响中占据着相对主动的地位,教师会就幼儿屏幕暴露问题与家长沟通并提供建议,反之则比较少见。然而,家园双方的这种"不均势"特征会降低家园互动的有效性,使得家园沟通的积极影响较为有限。我们认为,家园关系中的"均势"向家庭适当转移,其背后蕴含着建立学前教育共同体的生态系统观。这种共同体的建立,要求教师理解并重视幼儿对家庭关系的依赖性、幼儿的家庭与所在社区的复杂性，并能够基于这种认知搭建适宜的支持，通过协商等方式与家庭建立起相互尊重和互相支持的合作关系。要促进这种关系的建立，教师在加强各种沟通技巧的同时（包括充分利用非正式对话开展沟通等），更重要的是应表现出对不同背景家庭在优势、期望、价值观和育儿方式上差异的尊重，认同家庭是教师观察了解幼儿和课程开发的资源，同时也应积极主动协助家庭寻找所需的教育资源，让所有家庭都能参与到其孩子发展与学习的活动之中。

上述"情景""活动""角色"和"人际关系"等要素虽各有其自身特点，但并非互相排斥和孤立，而是整合在统一的微系统结构之中，它们对发展主体的影响也是相互补充、相互制约的。因此，优化幼儿教养环境的策略讨论并不局限于情景角度，也要充分发挥活动的载体作用，充分关注角色与人际关系的互动特点，从依托环境特征和改善人际生态两方面共同着手。前述讨论还只是基于理论框架层面的分析，但为进一步的实践研究提供了一个探索的方向，考察如何通过改变家庭和幼儿园的具体"情景"来改善幼儿屏幕暴露的现状，并可以进一步拓展至优化幼儿健康教养环境等更广泛的实践应用。

# 第五章

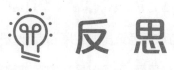 反 思

时代背景与理念定位

　　对幼儿健康监测与促进研究的梳理大致遵循了从理念到行动的推进逻辑，我们首先探讨了理解幼儿健康的不同视角，进而介绍了理论背景下的工具开发及应用发现，再延伸到基于研究和发现的实践改进路径，试图呈现一个相对完整的监测与促进过程。在这样一个递进的框架结构下，一些关键词反复在各章节出现，比如生态发展观、幼儿在发展中的主体性等；也有一些概念或观点是逐渐补充进来的，比如信息化赋能、循证实践、反思性实践等，彼此之间似存在一些脱节。回顾前文，我们感觉到有必要再从整体上对这些核心观点进行反思，并尝试为观点间的联系提炼一些更为清晰的脉络。

　　脉络之一是我国教育现代化的时代大背景。"中国教育现代化除了政府层面的，还有很多民间的力量也是不容忽视的，教育思想与实践的紧密结合构成了教育影响社会的一大特色。"[1]可见，教育现代化的中国视角，不仅看到了宏观意义上的总体，也看到了来自基层贯彻革新的力量。从国家总体规划，到"一地一案""一校一策"，再到微观教育过程中为每位学生、每位教师营造身心发展和专业成长的"一人一境"[2]，使得教育现代化不仅停留在一个宏大概念的层面，更可以是我们在基层研究中的各尽其能。由此，我们壮起胆量，以"教育现代化视域下的幼儿健康监测"为脉络，对研究中的主要观点再做了一番梳理。

　　脉络之二是本研究所秉承的幼儿发展观。我们认为，幼儿是自身发展的主动建构者，同时，幼儿的发展建构也离不开与环境要素的紧密互动，在健康领域亦是如此。"儿童参与活动，这种参与改变了活动，同时活动反过来又改变了儿童。"[3]所谓发展，即个体在越来越多具有不同结构的环境中承担角色和构建关系。[4] 在这一发展观的视角下，我们再次反思了对幼儿健康的具体理解，并延伸至对相关环境的审视。

　　期望通过以下反思，为全书作一个总结。

①　徐雪英.教育现代化的不同演变路径——欧美、日本与中国模式的比较[J].江南大学学报（人文社会科学版），2007，(02)：103—107.
②　杨小微，游韵.教育现代化的中国视角[J].教育研究，2021，42(03)：135—148.
③　Carr，M..*Assessment in early childhood settings：Learning stories*［M］.London：Paul Chapman，2001：7.
④　Bronfenbrenner，U..*The Ecology of human development：Experiments by Nature and Design*［M］.Cambridge，MA：Harvard University Press，1997：27.

# 第一节　教育现代化视域下的幼儿健康监测

《中国教育现代化 2035》是教育现代化最为核心的战略部署性文件，根据这一规划，中国教育将在 2035 年总体实现现代化，由此为中国教育的未来发展指明了方向和目标。尽管教育现代化是一个非常宏大的愿景，但事实上教育领域的各项工作势必都会进入这一命题，并在各自的具体层面上融入这一历史进程。

回顾七十余年来我国教育政策中教育现代化定位变迁的趋势，我国的教育现代化首先以工业化、市场化等经典现代化的诉求为基础，在上述诉求得到一定发展的基础上进一步提出信息化、终身学习、学习型社会等理念，丰富了对教育现代化的理解。[①] 通过在教育现代化视域下对幼儿健康监测研究的反思，我们认为幼儿健康监测至少在三个层面上体现了对教育现代化的追求：第一个层面是硬件与技术的现代化，体现为信息技术的加盟为健康监测所带来的效益提升；第二个层面是标准和制度的现代化，体现为基于监测指标的质量评价；第三个层面是价值向度的现代化，体现为把握住价值取向对方法和技术的主导，从人的发展角度去思考和推动教养环境的优化。

## 一、信息化技术赋能的幼儿健康监测

如果归纳幼儿健康监测的操作环节，大抵有这样一些关键词：大样本、数据、采样、测

---

① 喻聪舟，温恒福.七十年来我国教育政策中教育现代化定位变迁的趋势及启示[J].教育科学研究,2020,（06）：35—41.

查⋯⋯在某种程度上,数据的采集和初步分析其实是一个劳动密集型的任务。因此在这个环节,我们可以充分利用信息化技术擅长处理大量数据的鲜明优势,开展信息化数据平台的开发和应用研究。

首先,融合信息化技术的初衷指向了工作效率的提升。比如已有的一些商业性调查平台在技术上已较为成熟,是开展大规模调研的一种不错的选择。幼儿健康监测研究为了获得更高的有效问卷率,同时希望能够建立起研究团队与园所及抽样对象之间更紧密的联系,以及更有效地满足定向采样和过程管理的需求,采用了个性化定制数据平台的方式。在这一平台上,园所既可以承担调研过程中二级管理员的角色,同时在调研结束后也能方便获取本园所的相关调查结果,为后续的自我评估和优化改进提供支持。

其次,数据平台提供了整合多元数据的可能性。为了更加全面、深入地了解幼儿的健康水平和相关的环境影响因素,需要发挥不同群体的作用,配合多种、多元的方式方法,多渠道地收集数据和信息,以尽可能保证监测的科学性和人性化。因此幼儿健康监测的数据中既有来自幼儿园一对一的幼儿测查数据,也有来自教师、园长、家长的问卷信息,还有来自保健方面的一些常规体检数据。数据平台帮助我们把这许多不同来源的数据整合在一起,将多元的数据转化为相关分析的支撑并且最终形成教育决策证据,这一过程的高效实现也是信息化平台所带来的一大优势。

再次,受到国家教育现代化监测研究的启发,信息化能够更进一步为我们的幼儿健康监测赋能。信息化赋能教育监测的路径主要在于时间维度和空间维度证据的整合。[1] 在时间维度的证据整合上,信息化赋能的优势在于实现历史数据与预测数据的连接,并把现状数据与影响因素信息整合起来,[2]并随着这样一种累积效应的增加,来实现一种动态的跟踪式监测。在空间维度的证据整合上,则希望能够形成区域层面、甚至园所层面的幼儿健康数据的比较和分析,从而更加全面深入地了解幼儿健康的状态和差异情况。

信息化技术融合应用的第二个方面是智能硬件协助下的数据采集。在本书第三章第三

---

① 李伟涛.决策支持视角下的国家教育决策系统功能分析——基于证据整合的教育决策支持[J].教育发展研究,2018,(5):61—67.
② 陈国良,张曦琳.教育现代化动态监测:理念、方法与机制[J].教育发展研究,2019,39(21):18—25.

节中介绍了智能硬件的应用研究，其中最直观的赋能表现在于它能够支持过程化的监测，让我们得以了解幼儿在活动过程中身体的实时状态，对原有的结果性测查或评价是一种极为有益的补充。数据分析中关于幼儿一周内不同时间段平均步数的分析，比较了幼儿周一至周五日平均步数和周末日平均步数的分布情况，呈现了一些与我们的常识不尽相同的发现。尽管由于数据量比较小、测试时间比较短，数据的解释可能尚不具有典型性和普遍性，但仍然为我们的常态化、结果性监测打开了新思路。

智能硬件在帮助我们走向过程化监测的基础上，另一个有价值的贡献点是监测的精准化。这里所谓的精准化是指最小监测单位的降维，比如精确到一个班级在一个活动期间的运动情况的数据收集，让我们能够更加直接地了解不同活动的设计和实施对幼儿带来的不同运动效应。我们在实验园尝试监测同一组十五名幼儿在两次运动游戏中的心率变化情况。两次游戏活动主题相同，但是设计流程不同，由此产生了显著不同的幼儿心率变化曲线。教师基于心率的数据分析能更清晰地了解活动对幼儿身体的实时影响，并进一步优化活动设计，以有利于幼儿获得比较适宜的运动强度。

## 二、基于标准（指标）的幼儿健康监测

根据中科院中国现代化研究中心主任何传启教授提出的现代化理论，有研究通过比较和演绎认为，我国的教育现代化发展总体上正处于第一次教育现代化的成熟期[①]到第二次教育现代化发端的一个过渡时期，科学化、专业化、标准化以及普及化的特征和智慧性、融合性、终身性的追求同时存在。制度、标准的建设仍然在教育现代化的过程中发挥着积极作用。在幼儿健康监测分析中，颇有一些指标是基于科学标准的考量，包括幼儿身体健康的部分指标和一些环境因素的考察。比如，幼儿超重和肥胖情况是根据上海市妇幼保健中心提供的《儿童保健体格生长评价标准》中的计算口径，以 BMI 值为中介进行统计分析；幼儿视力情况分析是根据《上海市 0—6 岁儿童眼及视力保健技术规范》（沪卫妇幼〔2019〕12 号），将视力水平 3 岁＜0.5（国际标准视力表，下同）、4—5 岁＜0.6、6 岁及以上＜0.8 界定为视力低常；

① 张学敏，崔民日.反思与重构：中国特色教育现代化的未来路向[J].教育发展研究，2020，40(17)：1—8.

幼儿园户外场地情况分析(包括游戏场地面积、沙池面积等)是依据上海市《普通幼儿园建设标准》(DG/TJ08-45-2005)中的相关技术标准；等等。除了客观指标，在监测与实践改进的联动中，研究也开发了若干用于教师日常观察的评价指标，通过对幼儿健康形成结构化的操作性定义和水平指征，支持幼儿教师更加专业科学地开展一日生活中的常态观察。通过对标标准，并将监测结果反馈至决策层或实践层，引发了对幼儿健康相关问题的关注，也推动了幼儿教养环境的改善和优化。

引发我们在这一层面进一步反思的问题是，在对标标准的过程中，尽管不断产生新的证据，但仍会发现一些问题似曾相识，一些对策也是老生常谈，这促使我们去思考难以攻克的症结可能在哪里？在提升质量的过程中，追求达标是否唯一的优化路径？由此，我们进一步叩问"质量"的本质：质量是客体所具有的能够满足主体需要的特性以及对主体需要的满足程度。在这一界定下，"质量"不是外部居高临下的规定，而是与其服务的对象之间存在着先天的紧密关联。一种对教育质量的价值选择是——高质量的学前教育是理解儿童的需要，并尽量满足儿童的需要。作为自身健康的行为者和承受者，幼儿的需要是否也应该在监测中被关注到？

## 三、探索在价值理性和工具理性间平衡的幼儿健康监测

在有关教育现代化的研究文献中，我们看到已有研究者发出了警告，要避免教育现代化陷入数字的符号逻辑当中，警惕"现代化指标陷阱"[①]，教育现代化并不会随着指标的达成就意味着完成时的到来。教育现代化的终极目的和根本归宿是人的现代化，而人的现代化又指向人的现代特质的形成，并且具体体现在价值取向、心理状态、行为方式和生活方式等各个方面。[②] 这提醒我们，教育研究的出发点是"人"本身，应将人的现代化、人的可持续发展作为探讨核心之一。由此，幼儿健康监测在基于指标的基础上，开始进一步反思工具理性与价值理性之间的平衡，尝试去把握价值取向对方法和技术的主导。在价值向度下的现代化

① 杨小微.畅想 2030：中国教育现代化的未来图景[J].教育发展研究，2016(7)：3.
② 郑永廷.人的现代化理论与实践[M].北京：人民出版社，2006：11.

视角并非意味着对技术、标准的摒弃，我们仍然需要信息技术搭建的平台以支持对大数据的获取，也仍然需要科学的指标体系并参考相关标准，但是我们更要思考，指标构成中体现人的可持续发展的、价值内涵式的指标是否相对不足？在面对大量数据时我们如何能加强从"人"的需求和发展角度来进行分析、解读和应对？

以幼儿健康监测为例，当我们在界定"良好"健康状态、"高质量"健康教育这些概念时，应当把幼儿的可持续发展这一价值取向纳入考虑。事实上，幼儿健康本身就是可持续发展的对象，也是个体全面可持续发展的一个基础。因此，幼儿健康不仅仅是对照一些完美的外在标准去考察其达成的情况如何，从个体可持续发展的角度来看，所谓健康更应该是幼儿是否能够积极主动地参与到日常的吃、睡、行等生活事件当中去，以及在这些体验过程中幼儿能获得哪些有益健康的经验来支持他们的终身发展。同时，幼儿健康监测也要去关注是什么影响了幼儿的参与和获得，并进一步思考如何将监测结果的发现和证据应用到实践改进中去。

基于上述反思，幼儿健康监测研究在大规模数据采集的基础上，提出了一系列聚焦幼儿日常生活事件的微观研究，包括幼儿的饮食行为与食育研究、幼儿睡眠状况及家园影响因素的研究、幼儿运动核心经验的观察与实践研究等等。希望从幼儿发展的角度出发，去发现能更好地支持这一目标的高质量教育相关因素。在这些以一所幼儿园的微观系统为对象的系列研究中，一些案例以小见大，呈现出对寻求工具理性和价值理性之间平衡关系的追求。

以教师开展的一项"提升小班幼儿'跳'运动核心经验的观察工具设计和行动研究"为例（详见第四章第一节"案例链接4-1"和第二节"案例链接4-7"）。一方面，这项微观研究较好地包容了工具理性的要素。教师通过尽可能广泛的文献检索比较，并结合多次实践尝试，开发了操作性较好的幼儿"跳"动作发展检核表。经过三次测查，教师获得了幼儿"跳"动作发展的现状数据，为后续活动设计提供了依据。另一方面，在接下来的行动研究中，为了解决如何根据幼儿发展基础帮助其更好地掌握"跳"这一核心经验，教师除了对照检核指标和测查结果寻找突破口之外，还尤为郑重地从幼儿和教师的立场出发去进行活动设计——

教师的思考是，小班幼儿还处于模仿和练习各种动作模式的基础阶段，以帮助幼儿学会跳、跳得更好为目标,势必需要在活动中让幼儿多次练习才能获得相应的经验,如何让幼儿们更加主动乐意参与到这样一种看似枯燥的动作练习中,并且在运动中感受到一种积极的情绪呢? 教师决定改变以往倾向于学习活动或运动等高结构活动的设计思路,向低结构活动的设计与实施转变。

教师的做法是,根据检核工具设计中对"跳"动作的分解以及测查中幼儿在各分解动作中表现出的水平,有意识地在与幼儿的日常互动中捕捉灵感,发现小班幼儿游戏中能够与"跳"的关键动作经验紧密相关的运动游戏形式和内容。比如,将小朋友喜闻乐见的"胡萝卜蹲"游戏与半蹲练习相结合,呼应测查中所发现的部分幼儿不能半蹲助跳的主要问题,并根据小班幼儿活动衔接转换时间长、有意注意时间短的特点,将游戏时间嵌入整理队伍等生活间隙。这一转变充分体现了教师对幼儿学习特点的尊重。

更为难能可贵的是,在教师的行动研究中,作为研究者同时也是实践者,教师的关注中不仅有幼儿的需求,还有对教师工作实际状况的尊重。幼儿园教师对幼儿一日活动的组织不可避免会受到园所整体安排的一些牵制,特别是户外活动,必然会因园所在空间、时间上的统筹安排而受到约束。这项研究包含了对教师角色所面临真实困难的考量——如何既能保证运动游戏的持续开展,同时也可以配合园所的时间和场地安排? 研究者设计了非常细致的穿插式游戏时间安排,使这些运动游戏的设计得以在实施中不是一次性地走过场,而是能日积月累地在幼儿运动核心经验的积累中发挥作用。

这虽然是一个很微观的案例,但背后包含了实践研究者非常真诚的"可持续发展"的态度,既观照指标但更是超越指标,体现了以人为本的教育理念。

教育现代化视域下对幼儿健康监测的反思,在监测理念、思路、技术、方法等方面逐步加深了对教育现代化的理解,特别是在监测结果的微观应用层面,最终凸显了教育现代化服务于"人"的现代化这一终极目的,希望也能借此为深化新时代教育评价改革提供一个尚在雏形的实践样例。

## 第二节　对幼儿健康及其支持环境的审思①

幼儿健康是家庭最关心的问题，也是学前教育机构的首要任务，在宏观层面幼儿的健康水平更是国家未来人口素质的决定因素之一。现今，健康超越公共卫生范畴，成为社会生活的重要命题。然而，当下幼儿的健康状况不容乐观。2021年，笔者参与的一项涉及上海市两万多名在园幼儿的健康调查表明，一个月中发生"因病缺勤"的幼儿人数占比高达40％，反映了幼儿身体适应能力亟待加强。更重要的是，在世界卫生组织的定义中，健康并不仅是没有疾病，而是"保持身体、心理和社会适应各方面的完好状态"。由此，学前教育工作者有必要重新审视对幼儿健康的认识和理解，为未来的研究和实践提供参考。

### 一、幼儿是自身健康的积极建构者

随着脑科学、儿童发展心理和学习理论研究的深入，幼儿作为主动学习者的身份建构得到了越来越多的重视和认同。相比认知相关领域，认识和实践在幼儿健康领域相对不足。在健康教育语境中，生长发育相关的遗传和营养、生活习惯的培养和练习、情绪心理的关爱与呵护等，往往都不自觉地将幼儿置于相对被动的位置。事实上，与其他领域的学习和发展一样，幼儿也是自身健康的积极建构者。

#### 1. 强调幼儿在自身发展中的主动参与

首先，我们可以从各国儿童早期学习与发展的目标框架中找到证据。在以发展领域、学

① 注：本节内容以同标题刊载于《上海托幼》2021年第1—2期合刊，本书在选用时略作了修改。

科领域或发展领域加学科领域为维度的传统做法之外，出现了以儿童综合能力或素养培养为导向的目标框架，它更为强调儿童在自身发展中的主动参与和建构。

以新西兰 0—5 岁儿童学前课程指南为例，在健康领域的三个子目标中，一个子目标有关健康本身的知识、技能与态度，另外两个子目标及学习结果举例中则包含了大量诸如儿童能决定自己的行动和做出自己的选择、儿童感觉到自己有价值、对自己和他人的健康具有责任感等凸显儿童能动性的表述。可见，健康领域的发展目标在内涵上已不再局限于健康本身，而是非常强调儿童作为个体在自身健康方面积极主动地参与，并对自己的发展负有责任。

在这样的发展目标下，我们会很自然地反思在幼儿健康领域评价中过于倚重标准化测查可能存在的弊端。评价幼儿健康，绝不应该仅仅用身体发育指标、身体素质测查、社会性和情绪问卷等标准来测评幼儿的表现，而是应当去了解幼儿在真实生活情境中的行为表现，去观察幼儿作为自身健康的积极建构者能否感受到进餐、睡眠、运动的快乐，从而积极地参与到这些生活事件中。

**2. 关注幼儿自身健康行为的重要性**

近年来，身体活动及其影响因素成为国际上健康促进研究的热点。身体活动不足被认为是全球威胁健康的主要风险因素之一。根据世界卫生组织的统计，超过 23％的成年人和 80％的青少年在日常生活中未能达到足够的身体活动水平。在现代社会中，久坐不动、长时间屏幕暴露等行为特点正变得越来越普遍，这些特点在低龄儿童中也逐步显现。世界卫生组织的证据表明，这些行为方式会带来不良的健康后果，包括儿童和青少年的超重、肥胖以及青少年的心理健康问题等。在进行了广泛的证据收集和论证后，世界卫生组织于 2019 年 4 月发布了《5 岁以下儿童的身体活动、久坐行为和睡眠指南》，为 5 岁以下儿童的身体活动强度和时间、适当的屏幕暴露时间和最佳睡眠时间提供了普适性指导文本。

由此可见，幼儿健康与自身的行为方式息息相关。幼儿每日的活跃游戏（身体活动）、避免长时间的久坐、充足的睡眠等，对其身心健康都具有重要的作用。而幼儿时期也是习惯养成、生活方式建立和适应的重要阶段，早期形成的生活行为方式会影响个体一生的身体活动水平和模式，能为之后青春期和成年期进一步形成及巩固习惯提供机会。

## 二、幼儿健康得益于幼儿与高质量教养环境的互动

幼儿是自身健康的积极建构者，并不意味着幼儿要独自一人完成建构过程。系统发展观、情景学习理论所揭示的儿童学习与发展特点在健康领域同样适用，即幼儿的健康发展是在幼儿与教养环境的互动中逐步塑造起来的。近年来，从环境角度讨论幼儿健康促进成为热点，研究者会综合考虑幼儿所处微观系统中的多维度、多层次影响因素带来的变化及相互作用。

高质量教养环境的界定，取决于我们对幼儿健康概念的理解。如果说我们所期待的幼儿健康的"结果状态"，是幼儿愉快地投入进餐、睡眠、运动等生活事件中并从中受益，是幼儿积极地为自己的健康负责，那么影响这一"结果状态"的重要过程变量，则是幼儿的教养环境是否有效支持了其健康行为方式的塑造。

在国内外有关环境质量的研究中，《幼儿学习环境评量表》（ECERS）是在世界范围内被广泛应用的工具，其对环境质量的评量主要回应了幼儿在认知、社会性、身体与健康安全领域的发展需求。在ECERS的质量框架内，至少应从空间与设施、保育常规（如餐点、盥洗等）、学习活动、互动、一日活动结构等维度考察环境对幼儿健康的支持水平。比如，在空间与设施维度下，高质量的大肌肉活动场地应满足三个条件：（1）至少包含两种不同的地面（坚硬/柔软），以便幼儿开展不同类型的运动；（2）至少具有两个便利性特征（如户外场地有遮阳篷、靠近盥洗室等）；（3）空间布局和使用不会引发不同活动的相互干扰。可以看出，每一条质量指标都从幼儿大肌肉活动的需求出发，尽可能为幼儿的参与提供便利。

高质量环境能支持和引发幼儿的积极行为，从而使其为自身健康负责。仍以运动空间与设施为例，当场地空间呈现出开放性特征时，幼儿会自发出现各种中高强度的身体活动。如，安吉的户外游戏，教师提供了各种规格的木板、梯子、滚筒、箱子等可移动材料，不仅替代了户外大型玩具的功能，更激发出幼儿富有挑战性的攀爬、跳跃等运动状态。除了物理环境，师幼互动等人际环境也发挥着积极作用。不难想象，教师与幼儿共同愉快进餐很可能会

让幼儿对食物更有兴趣，教师在幼儿运动中积极交流相关的方法或技巧也更容易激发幼儿的运动热情。

## 三、优化幼儿健康教养环境的循证实践路径

对幼儿健康的重新审视，帮助我们形成了通过优化环境支持幼儿健康领域学习与发展的可行路径。参考循证实践的方法，这一路径将有别于经验为主的范式，而是更强调基于证据，同时也是经验持续积累、实践持续改进的过程。我们可以将这个路径分解为如下几个步骤。

### 1. 依托工具，开展环境质量的分析和评估

优化环境的基础是对环境现状具有较全面和清晰的认识。我们可以寻求在价值取向上充分认可幼儿发展主动性的环境质量评估工具，如前文提到的 ECERS 工具，基于 ECERS 研发的运动环境评量表（MOVERS）工具，以及更适宜我国文化背景的本土化工具——由刘焱教授主持编制的《幼儿园教育环境质量评价量表》等，可以参考其指标框架和评价标准对园所支持环境进行分析及评估。其中，MOVERS 将运动环境分为"有关身体发展的课程、环境和资源""有关身体发展的教学法""支持体能活动和批判性思维""家长和教师沟通"等四个子量表共十一个项目，这一结构化工具有助于我们更完整地发现环境中较好和有待改善的方面。

### 2. 整合测量手段，了解幼儿建构自身健康的过程

卫生保健的生理指标、体质健康的项目测查等传统方式，仍然是了解幼儿健康水平的有效途径。但更重要的是，如果把幼儿视作与环境积极互动的发展个体，就要去了解在建构自身健康的过程中，互动如何发生、幼儿形成了哪些经验来支持当下及未来的可持续发展。此时，需要整合多元化的主客观测量手段。

一方面，随着信息化技术在教育中的融合应用，智能硬件协助下的数据采集为我们掌握幼儿一日生活中的实时性、过程性资料提供了便利。以幼儿身体活动为例，近年来各类客观测量工具如加速度计、运动手环等的运用已经越来越多，并正在拓展到对幼儿生活习惯等行为方式的记录，为直接观察法提供了重要补充。

另一方面，由于幼儿的活动类型存在转换频繁、强度波动大、规律性不强、受外界因素影响大等特点，可以辅以视频录像技术或结构化直接观察法开展同步量化分析，在真实情境中记录和分析幼儿的健康行为方式及发展水平。例如，在我们所开展的在园幼儿健康水平监测与分析项目中，结构化观察方法得到了广泛使用，教师运用项目组自行研发的"幼儿健康观察与评估"工具，从身体适应、社会适应和生活适应三个维度对幼儿健康的行为表现进行观察记录和分析评估，在提供量化数据的同时也能积累大量质性分析素材，形成对幼儿健康更深入的认识和理解。

**3. 联结幼儿健康行为模式和教养环境质量**

尽管前文分别探讨了环境特征和幼儿的健康行为过程，但事实上行为方式与环境背景密切相关，两者是不可分割的。对教育研究而言，应重点关注幼儿在其生活的主要场景中的行为与这些环境的物理特征、社会-心理特征之间的关联，从中找到提升环境质量的线索，从而为幼儿健康提供支持。

幼儿健康水平监测项目曾利用运动手环收集数据，分析了 300 名幼儿一周内不同时间段的平均步数分布，发现在总体上幼儿平时（周一到周五）和周末的运动模式非常不同——平时幼儿每日步数的高峰发生在离园后的下午四五点钟，而在周末则没有这一特点。这从侧面反映了幼儿园环境和家庭环境对幼儿运动的影响，为我们反思在园活动安排提供了线索，也为联结行为与环境提供了思路。

另一种更为微观的思路是，教师在观察和记录幼儿行为的同时，也对行为发生的背景与情境信息进行记录和比较。比如，记录幼儿在不同户外场地自发出现的活动类型或活动强度，或记录幼儿在不同运动活动后的进餐和睡眠情况等，由此深入探讨环境因素差异可能带来的行为变化，从而为优化幼儿健康教养环境提供依据。

简言之，幼儿作为主动的建构者，在其所处教养环境中通过参与互动逐步实现在身体、社会和生活等方面的适应，力求达成身心健康。健康教育应加深对幼儿主体性和环境互动性的理解，并尝试从这一视角分析幼儿健康所面临的诸如体质、视力、疾病预防等问题和挑战，为幼儿健康打造更富支持性的生态环境。

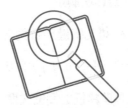

# 附录一

## 幼儿健康观察与评估工具

项目： 幼儿健康测查与个性化评估的开发研究

（上海市教育科研项目 B14064）

# 幼儿健康观察与评估工具简介

● **评价维度、评价内容和观察要点**

幼儿健康观察和评估包含三级指标。第一级指标"评价维度"体现本评估工具所理解的"幼儿健康"的内涵,主要包括三方面的适应:

◇ 身体适应,即幼儿是否具备一定水平的动作能力以适应日常生活中各种情境对身体动作的要求;

◇ 社会适应,即幼儿是否体现出良好的情绪和社会性发展以适应个体与社会互动的需求;

◇ 生活适应,即幼儿是否形成了良好的健康习惯以适应逐步走向独立自主的生活状态。

第二级指标"评价内容"明确具体评价项目和各评价维度的范围与边界。第三级指标"观察要点"落实评价的价值取向和实施观察的基本面向,即通过幼儿的外在表现认识和理解幼儿的身心发展与健康素养。

● **幼儿健康观察与评估的"5+1"级水平**

指标工具对每一个观察要点提出了由低到高的五级发展水平以及基础状态水平("5+1"级水平),意将幼儿在各观察要点上的发展看作有阶段的连续体。因此,水平表述并非是对一个观察要点作达成程度上的递进(类似"不能—基本不能—基本能—能"),而是对与观察要点相关的一组行为和表现的整体发展递进作出概述。

"5+1"级水平的这种逻辑关系与观察点的价值取向相一致,即关注对幼儿行为表现背后健康素养的评价,并尊重个体差异、强调发展过程,同时意在引导教师关注和支持幼儿更充分地体验健康所带来的裨益。

● **操作方法**

◇ 评价人应首先熟悉工具的各条指标,并在示例(见《幼儿健康观察与评估操作手册》)的帮助下准确理解指标的指向和内涵。

◇ 在日常活动中捕捉与观察要点相关的幼儿行为表现,并形成简要文字记录。记录方式可仿照示例,记录频率视情况而定。

◇ 使用教师记录单。填写幼儿姓名,根据对幼儿的文字记录,对相关观察要点进行分析判断,选择最能反映幼儿现阶段状态的描述,并在相应行列的选项数字上打圈。根据需要,可只选择一个维度进行记录和评价。

◇ 观察记录贯穿于日常活动中,分析评估可定期实施。建议每2个月(至多不应超过1学期)对幼儿的健康发展情况进行阶段性评估。

● **要点提示**

◇ 观察与评估依存于儿童早期学习与发展标准和学前教育课程。教师评估幼儿的目的是了解他们的发展状况,并据此反思课程设计与实施对幼儿健康的影响。

◇ 幼儿的发展是其与所处环境持续互动的结果,当环境对行为造成制约时,对幼儿的评价很大程度上提示了环境的适宜性水平。教师应考虑从环境支持的角度分析评估结果。

◇ 幼儿健康观察评价采用真实性评估的视角,强调在真实的日常情境或活动的任务情境中进行,避免单一的测试情境。评估及后续教学改善的证据来自对幼儿常态的观察记录,并提示幼儿随时间发展的过程。

◇ 幼儿体格发育和体质基础情况是健康水平的重要提示,建议作为本工具的补充,以便教师更全面了解幼儿并提出有效的支持策略。

幼儿健康观察与评估工具指标框架

| 评估维度 | 评估内容 | 观察要点 | 基础状态 | 水平 1 | 水平 2 | 水平 3 | 水平 4 | 水平 5 |
|---|---|---|---|---|---|---|---|---|
| 身体适应 | 粗大动作 | 姿势与平衡——控制身体在空间位置的稳定性 | 能笔直站稳 | 能短时间保持单侧重心稳定 | 能原地模仿肢体动作并保持姿势稳定 | 在移动中姿势变换中保持重心稳定 | 能够依靠上肢保持短时间重心稳定 | 能准确连贯地完成一系列有变化的动作 |
| | | 移动性动作——位移（走、跑、跳、爬等）的灵活性和协调性 | 能移动身体 | 动作协调地走和跑 | 能做出走、跑、爬、跳等多种移动方式 | 能用灵活多样的方式跳跃 | 能协调四肢用钻爬、攀登等方式完成狭窄的通道、攀墙、岩墙等障碍行进 | 根据情境变化自如调整适当方式移动身体 |
| | | 操控性动作——操作或控制物体如棒、球等的动作技能 | 能把东西扔出去（举手不过肩） | 能抛、投掷物体，能踢物体 | 能用手拍击或用脚踢等动中的物体 | 能用棒或其他道具打击物体，或徒手接住运动中的物体 | 能在一定范围内稳定操控物体并持续一段时间 | 能在移动中协调完成抛接、投掷、拍球等动作 |
| | 精细动作 | 手部动作及手眼协调——手和手指动作的灵活性和协调性，配合视觉感知完成手眼协调任务的能力 | 能用手指拿起小物件 | 能拼插、拆分较大的建构玩具材料，用压、拍、拨、敲等动作操作工具 | 较稳定地控制手腕的力量和动作幅度 | 协调手指间的配合来操作物品或使用工具 | 双手配合完成需要一定精确度的任务 | 协调手或手指的动作和力量完成一个多步骤任务 |
| 社会适应 | 情绪发展 | 情绪理解与表达——各种情绪的体验和适度表达 | 用哭、笑表达情绪 | 用肢体动作表达一种情绪 | 用语言或动作表达对其他幼儿的安慰 | 用语言表达或描述某种情绪 | 用多种手段表现某种情绪，如限想游戏、绘画 | 识别某种情绪并能说明情绪产生的原因 |

续　表

| 评估维度 | 评估内容 | 观察要点 | 基础状态 | 水平 1 | 水平 2 | 水平 3 | 水平 4 | 水平 5 |
|---|---|---|---|---|---|---|---|---|
| 社会交往 | | 情绪控制与调节——对情绪行为的控制与调节 | 任由激烈情绪持续 | 有时情绪较难平复,但能从成人的抚慰中得到帮助 | 在引导下能把自己的情绪告诉亲近的人 | 有强烈情绪时,能在成人帮助下较快平复 | 遇事不乱发脾气,或能安慰自己 | 根据活动的需要自主转换情绪和注意 |
| | | 自我效能——自信、自主的表现 | 用点头和摇头表示好和不好、要和不要 | 用肢体行动表明自己的选择和决定 | 按自己的想法进行游戏或其他活动 | 主动发起活动或在活动中主动承担任务 | 当自己的想法与他人不同时,敢于坚持自己的意见并说出理由 | 积极尝试多种方式(如使用材料等)解决问题(不包括人际交往问题) |
| | | 人际交往——交往的态度和能力 | 能正常与他人目光接触 | 用动作或简短的语言回应老师或同伴 | 能发起并保持与同伴的互动 | 与同伴发生冲突或问题时能寻求成人帮助 | 与固定的同伴建立起友谊 | 独立与同伴协商解决冲突 |
| 生活适应 | | 健康习惯——对健康的认识及习惯养成 | / | 理解和遵守在生活习惯方面的一些简单规则 | 乐意与小朋友们一起进餐、吃饭时津津有味 | 乐意参与运动,在运动中充分活动身体 | 生活作息基本形成规律 | 关心自己的健康,了解一些有益健康、预防疾病的做法,并能主动去做 |
| | | 日常起居——对日常生活起居事项的熟悉和掌握 | 配合成人对其的生活照料 | 在成人的帮助或提醒下进餐、盥洗、入睡等 | 根据自己的需要如厕、喝水 | 了解幼儿园日常规活动安排,并能主动响应配合 | 做好在园日常居家的大部分事情,保持个人整洁 | 做好自己的事,并能在集体生活中照顾他人,参与服务 |
| | | 安全自护——与年龄相适应的安全知识和自我保护能力 | 理解并遵从"不可以"的指令 | 对成人经常告诫有危险的事,知道不能去做 | 记住简单的自救方法 | 主动回避自己意识到的危险 | 当遇到危险或受到侵犯时,能有效自救或寻求帮助 | 能调整自身行为以规避突发的危险,或主动做到不给他人造成危险 |

# 附录二

## 幼儿健康观察与评估操作手册

项目： 幼儿健康测查与个性化评估的开发研究

（上海市教育科研项目 B14064）

## ● 幼儿健康观察与评估的基本出发点

### 1. 观察与评价依存于早期儿童学习与发展标准和学前教育课程

教师评估幼儿的目的是了解他们的发展状况，并据此反思课程对幼儿成长的影响。因此，机构中的幼儿发展评价不应是脱离课程孤立进行的，而应是依存并根植于课程的。幼儿健康观察评价工具的开发遵循这一基本出发点，紧紧把握住《3—6 岁儿童学习与发展指南》和《上海市学前教育课程指南》在幼儿健康领域的价值取向，围绕"发育良好的身体、愉快的情绪、强健的体质、协调的动作、良好的生活习惯和基本生活能力"的核心内涵开展观察和评价。

### 2. 真实性评估视角下的操作方式

与测查式的评价方式不同，幼儿健康观察评价采用的是真实性评估的视角，强调从客观的观察中获得对儿童健康水平的评价。这种评价在真实的日常情境中进行，而不是在人为创设的测试情境中进行。在这种情境中进行的评估能够更准确地捕捉幼儿的常态行为和真实的发展水平。

真实性评估的证据来自对幼儿日常活动的观察，评价是日常保教活动的一部分而不是额外的工作，因此能够呈现幼儿随着时间改变和发展的过程，也能够提供有关幼儿发展的真实信息以便在教育教学活动的设计中有充分的依据，使课程真正做到以儿童为中心。同时，真实性评估也有助于教师学习客观观察的技能和掌握有关幼儿发展的知识。

## ● 幼儿健康观察与评估的核心概念

**适应**：反映了本评估工具所理解的"幼儿健康"的内涵，主要包含三方面适应：**身体适应**，即幼儿是否具备一定水平的动作能力以适应日常生活中各种情境对身体动作的要求；**社会适应**，即幼儿是否体现出良好的情绪和社会性发展以适应个体与社会互动的需求；**生活适应**，即幼儿是否形成了良好的健康习惯以适应逐步走向独立自主的生活状态。

**"5＋1"级水平**：指标工具对每一个观察要点提出了由低到高的五级发展水平以及基础状态水平（"5＋1"级水平），意将幼儿在各观察要点上的发展看作有阶段的连续体。水平表述并非是对一个观察要点作达成程度上的递进（类似"不能—基本不能—基本能—能"），而是对与观察要点相关的一组行为与表现的整体发展递进作出概述。"5＋1"级水平的这种逻辑关系表达了对幼儿行为表现背后健康素养的关注，并尊重个体差异、强调发展过程，同时意在引导教师关注和支持幼儿更充分地体验健康所带来的裨益。

● **幼儿健康观察与评估的操作方法**

◇ 评价人应首先熟悉工具各维度的评价内容和观察要点，并在示例的帮助下准确理解指标的指向和内涵。

◇ 在日常活动中捕捉与观察要点相关的幼儿行为表现，并形成简要文字记录。记录方式可仿照示例，记录频率视情况而定。

◇ 使用教师记录单。填写幼儿姓名，根据对幼儿的文字记录，对相关观察要点进行分析判断，选择最能反映幼儿现阶段状态的描述，并在相应行列的选项数字上打圈。根据需要，可只选择一个维度进行观察记录和评价。

◇ 观察记录贯穿于日常活动中，分析评估可定期实施。建议每 2 个月（至多不应超过 1 学期）对幼儿的健康发展情况进行阶段性评估。

● **幼儿健康观察与评估的实施提示**

√ 幼儿体格发育和体质基础情况是健康水平的重要提示，建议作为本工具的补充，以便教师更全面了解幼儿并提出有效的支持策略。

√ 幼儿的发展是其与所处环境持续互动的结果，当环境对行为造成制约时，对幼儿的评价很大程度上提示了环境的适宜性水平。教师应考虑从环境支持的角度分析评估结果。

√ 幼儿日常的活动表现有其内在的逻辑联系和连续性，教师应避免仅根据零散的记录片段进行评价，而应将同类行为表现按指标框架进行归集，综合若干次持续观察收集的信息进行分析和判断。

√ 园所和教师可根据需要确定本工具的使用范围，如仅针对部分需重点关注的幼儿开展观察与评估。

# 指标与示例·第一部分【身体适应】

## 指向：粗大动作

● **观察点 1-1-1　姿势与平衡**

——控制身体在空间位置的稳定性

**0 能笔直站稳。**

**1 能短时间保持单侧重心稳定。**

√（示例）室内运动时，晓彤双臂展开、双脚交替保持平衡走平衡木。

√（示例）玩木头人游戏，小宇单脚站立了约3秒钟。

**2 能原地模仿肢体动作并保持姿势稳定。**

√（示例）排练节目中，萱萱跟着老师模仿小动物的姿态，身体没有摇来摆去。

√（示例）做操时，小雅模仿老师的伸展、跳跃等动作，身体稳稳的。

**3 在移动和姿势变换中保持重心稳定。**

√（示例）在"狡猾的狐狸"游戏中，原本蹦蹦跳跳的轩轩在"狐狸"转过身的一瞬间，立刻停了下来，变成了一块"大石头"。

√（示例）户外运动，小风把一块大的弧形板反过来放，变成了摇摇板，他走上摇摇板，双臂展开努力保持平衡，在板的摇动中从一头走到另一头。

**4 能够依靠上肢保持短时间重心稳定。**

√（示例）小宇双手抓住单杠，使劲一跳让单杠撑在胯部，并保持了一小会儿。

√（示例）户外运动，小昂双手抓紧吊环，双脚缩起来离地，还前后摆了几下。

**5 幼儿能准确连贯且流畅地完成一系列动作。**

√（示例）轩轩跟着节拍、动作标准地做运动员模仿操，特别是"打篮球"这一节，连跳四下后稳稳地站立接着做下一个转圈拍球动作。

# 指向： 粗大动作

## ● 观察点 1-1-2 移动性动作

——位移(走、跑、跳、爬等)的灵活性和协调性

**0 能移动身体。**

**1 动作协调地走和跑。**

√（示例）玩彩虹伞时，星星开心地跟着大家一起绕圈走，不一会儿跑了起来。

√（示例）在操场上，婷婷摆动双臂奔跑起来。

**2 能做出走、跑、爬、跳等多种移动方式。**

√（示例）室内运动时，小鑫在桌子底下手脚并用地钻爬。

√（示例）走楼梯时，依依手扶栏杆双脚交替下楼。

**3 能用灵活多样的方式跳跃。**

√（示例）室内运动中，浩浩单脚跳与双脚跳交替，玩跳房子游戏。

√（示例）教室地面有两根线，室内运动中，西西在两根线上跳来跳去，一会儿单脚跳，一会儿侧身跳，一会儿立定跳远，引来其他孩子模仿。

**4 能协调四肢用钻爬、攀登等方式完成狭窄的通道、攀岩墙等障碍行进。**

√（示例）小羽在攀岩墙上手脚并用，很快爬到 1.5 米左右的高度。

√（示例）涛涛俯下身子匍匐从一排低矮的"椅子洞"中穿了过去，一把椅子也没碰倒。

**5 根据情境变化自如调整适当方式移动身体。**

√（示例）室内运动，茉茉与好朋友扔海洋球玩，茉茉一边跑跑跳跳，一边抬脚、移动身体躲过同伴扔过来的球。

√（示例）离园时间，林林和外婆走出门厅，因下雨户外地上有比较大的一滩水，他后退两步助跑跨跳了过去。

# 指向： 粗大动作

● **观察点 1－1－3：操控性动作**

　　——操作或控制物体如棒、球等的动作技能

0 能把东西扔出去(举手不过肩)。

1 能抛、投掷物体，能踢物体。

　　√（示例）运动时，豆豆拿起小飞机向悬吊的镂空云朵掷了过去。

　　√（示例）户外运动，小皮球滚到小羽脚下，他伸腿把球踢开了。

2 能用手拍击或用脚踢中运动中的物体。

　　√（示例）练习拍球时，萌萌能连拍 3 下。

　　√（示例）运动时，丁丁用力一脚将滚过来的纸球踢了出去。

3 能用棒或其他道具击打物体，或能徒手接住运动中的物体。

　　√（示例）草地上有一些曲棍球，浩浩拿起棍子将球打进门洞里。

　　√（示例）玩拍皮球游戏，毛毛把球抛出来，韬韬赶紧上前接住了。

4 能在一定范围内稳定操控物体并持续一段时间。

　　√（示例）萱萱站在原地连续拍球 12 下。

　　√（示例）运动时，小弋拿起一个平平的圆盘当作托盘，把小皮球放在上面，托着球走到柜子边。

　　√（示例）陶陶用脚把球往前踢，先穿过左边的两棵小树，然后绕过右边的石头，最后稳稳地把球踢进了球门。

5 能在移动中协调完成抛接、投掷、拍球等动作。

　　√（示例）篮球赛中，小叶子接过队友的球，并立即边跑边拍，跑到篮筐前站定，将球投了进去。

　　√（示例）户外游戏"小刺猬背果子"时，桐桐拿着毛毛球追着"小刺猬"跑，边跑边丢出"果子"砸中了"小刺猬"的毛毛衣。

# 指向： 精细动作

● **观察点 1-2-1：手部动作及手眼协调**

——手和手指动作的灵活性和协调性，配合视觉感知完成手眼协调任务的能力

**0 能用手指拿捏起小物件。**

**1 能拼插、拆分较大的建构玩具材料，用压、拍、拨、敲等动作操作工具。**

√（示例）晓彤用形状模具压在一团橡皮泥上，做了一串葡萄。

√（示例）搭积木时，小慧将雪花片一片接一片拼插在一起，做了一根棍子。

√（示例）轩轩用调羹把盘子里的饼干拨到自己的小碗里。

**2 较稳定地控制手腕的力量和动作幅度。**

√（示例）小禹一手拿着小水壶，一手扶着杯子，往杯子里倒了大半杯牛奶。

√（示例）琪琪模仿绘本上的图片画雪人，她用力画了两个圆圈，在大圈圈两边添画了两条线，完成雪人的轮廓。

**3 协调手指间的配合来操作物品或使用工具。**

√（示例）午餐时间，轩轩用筷子夹起小肉丸放进碗里。

√（示例）美工活动，琪琪把吸管剪成一小段一小段的，串起来做项链。

**4 双手配合完成需要一定精确度的任务。**

√（示例）欣欣开了一家"烧饼店"，她先用笔在纸上画了一个圆形大饼，又一手拿剪刀一手拿纸，沿线将大饼剪了下来。

√（示例）起床时间，欣欣把自己的扣子扣好，还帮助其他小朋友扣扣子。

**5 协调手或手指的动作和力量完成一个多步骤的任务。**

√（示例）珊珊开了"美甲店"，她取了点粘土搓成小球，又用大拇指及食指将其压扁，小心地贴在"顾客"的指甲上，最后还将多余部分用手指抠除。

√（示例）跳绳结束，熙熙把短绳对折两次，一手握着绳子一头，一手握着另一头并绕圈穿过绳子中间的小洞，自己完成了打结。

# 指标与示例·第二部分【社会适应】

## 指向： 情绪发展

● **观察点 2-1-1：情绪理解与表达**

——各种情绪的体验和适度表达

**0 用哭、笑表达情绪。**

**1 用肢体动作表达一种情绪。**

√（示例）杨杨的画纸上被同桌故意涂了几笔，她抓起画纸狠狠地扔进了垃圾桶。

√（示例）得知明天要开展节日活动并收到礼物，乐乐开心地蹦啊跳啊。

**2 用语言或动作表达对其他幼儿的安慰。**

√（示例）"小客人"辰辰因为勺子被抢走了有点生气，"娃娃家"的"小主人"皓皓看到了，连忙对辰辰说："不要紧，我这里还有一把给你。"说着就把勺子递给辰辰。

√（示例）天天摔倒后哭起来，甜甜拿了餐巾纸来到天天旁边，帮她擦眼泪。

**3 用语言表达或描述某种情绪。**

√（示例）小宇指着自己的画作说："这是我和好朋友在玩滑梯，我们很开心。"

√（示例）彤彤把小伊拉出游戏区，小伊说："你这样我会很生气的，我本来就在这里玩的。"

**4 用多种手段表现某种情绪。如假想游戏、绘画。**

√ 元元画了 4 幅表情图，他说分别代表开心、生气、伤心和惊讶。

√ 角色游戏中，"娃娃"生病了，扮演"妈妈"的琪琪一副很焦急的样子，说："快点送宝宝去医院。"

**5 识别某种情绪并能说明情绪产生的原因。**

√（示例）在画"我自己"的自画像时，彤彤画了一幅"火冒三丈"的自己，说因为小弟弟把她的脸抠破了，她非常生气。

√（示例）"为什么不去跟其他小朋友一起玩？""他们会的我不会，我觉得难为情。"

# 指向： 情绪发展

● **观察点 2‒1‒2：情绪控制与调节**

　　——情绪行为的控制与调节

**0 任由激烈情绪持续。**

**1 有时情绪较难平复，但能从成人的抚慰中得到帮助。**

　　√（示例）轩轩玩拼插积木，有两块怎么也插不好，他把积木扔掉大发脾气，老师来帮忙他也不要。在老师的陪伴和安慰下，他渐渐不那么激动，边啜泣边说："我不要玩这个了！"

　　√（示例）午饭时，小鱼儿开始大哭不肯吃饭，见到保育员老师走过来，他拉住保育员老师的手念着："虞老师！你喂我！"保育员老师端起碗喂他，他张开嘴配合吃了一口，嚼了两下又默默流下眼泪。

**2 在引导下能把自己的情绪告诉亲近的人。**

　　√（示例）自由活动时，小宇坐在座位上什么都不玩，老师问他带了什么玩具，他也不说话。老师带他来到他的抽屉前，问他是不是不想玩带来的恐龙，他终于开口说："妈妈要我带恐龙，我想带别的玩具。"

　　√（示例）来园时间，涛涛一直哭，老师安慰他并询问原因，涛涛哭着喊："我想奶奶！"

**3 有强烈情绪时，能在成人帮助下较快平复。**

　　√（示例）放学时，欣欣哭着跑过来说小朋友拿错了她的水杯，我安慰她："你们的水杯是一样的，明天老师给水杯贴上不一样的贴纸好吗？"欣欣很快不哭了，背起书包跟上了队伍。

　　√（示例）元元下棋输给同伴，他把棋盘推开不要玩了，老师拍拍他的肩膀："我上次也输给他了，我们一起想办法吧。"元元说："真的？那好吧！"

**4 遇事不乱发脾气，或能安慰自己。**

　　√（示例）美术活动时辰辰做了一条手链，被乐乐不小心弄断了，辰辰瞪着眼睛看着乐乐："你把我的东西弄坏了，你说怎么办？"乐乐说："我来修一修吧。"辰辰接着说："那我们一起吧！"

　　√（示例）放学时，萌萌从书包里拿出了 3 张贴纸和大家分享，珊珊和其他小朋友向她要,萌萌给了其他 3 名幼儿但没有给珊珊,珊珊有点失落地说:"我还没有呢。"过了一会儿,她自言自语地说:"我家里也有贴纸的,还是宝石的呢,明天我也带过来。"

✓　(示例)早上来园的时候茜茜噘着嘴巴说:"今天妈妈没有送我上学,我有点伤心,可是我妈妈说会很早来接我的。"说完就笑了。

**5 能根据活动的需要自主转换情绪和注意。**

✓　(示例)家长开放日,小朋友们和家长一起看表演,萱萱故意推挤彤彤,彤彤也不示弱,两人站起来互相用手用力顶对方。萱萱爸爸拉住了萱萱,彤彤就很快松开手,回到座位端正地坐好,专心看表演。

✓　(示例)运动结束后大家都特别兴奋,其他小朋友还在亢奋之中时,小艺已经安静下来,调整好自己准备做操了。

✓　(示例)在玩自带玩具时,萌萌旁边的小女孩拿了她的玩具不还给他,她很生气,这时听到老师播放收玩具的音乐指令,萌萌很快拿起玩具走向玩具箱,似乎忘记了刚才的纠纷。

# 指向： 社会交往

● **观察点 2-2-1：自我效能**

　　——自信、自主的表现

**0 用点头和摇头表示好和不好、要和不要。**

**1 用肢体行动表明自己的选择和决定。**

　　√（示例）老师问玥玥想玩什么，玥玥指了指"娃娃家"的妈妈围裙。

　　√（示例）来园时间，洋洋走到图书角拿起一本纸板书。

**2 按自己的想法进行游戏或其他活动。**

　　√（示例）哈宝带上小警察的帽子和领带，走到教室中间，挥动手臂指挥交通。

　　√（示例）乐乐在"建筑工地"里搭建了一栋高高的楼房，他对旁边的小朋友说："这是办公楼，里面有很多人上班。"

**3 主动发起活动或在活动中主动承担任务。**

　　√（示例）妞妞对熙熙说："我来把水倒进瓶子里，你去榨汁。"说着她就把"榨汁机"里的水倒进饮料瓶子里。

　　√（示例）户外运动时，程程边跑边对其他小朋友说"我们来探险吧"，说完几个小朋友也跟着他跑来跑去。

**4 当自己的想法与他人不同时，敢于坚持自己的意见并说出理由。**

　　√（示例）在造"浮桥"的项目中，用矿泉水瓶连接起来的桥面总是歪向一边，小宇认为是因为瓶子的大小不一样，其他同伴不同意，小宇坚持说："肯定是的，这个浮桥老是歪到大瓶子这边。"

**5 积极用多种方式(如使用材料等)尝试解决问题(不包括人际交往问题)。**

　　√（示例）小米和同伴用各种废旧材料搭建大桥，她们先用塑料瓶盖作"桥墩"，但瓶盖和桥面粘不起来，小米又尝试换了纸芯筒，结果大桥站不稳，小米又找来一次性纸杯继续尝试。

# 指向：社会交往

● **观察点 2-2-2：人际交往**

　　——交往的态度和能力

**0 能正常与他人目光接触。**

**1 用动作或简短的语言回应老师或同伴。**

√（示例）吃点心时，保育员问辰辰："饼干还要吗？"他点点头。

√（示例）老师问小安能否把他的玩具借给琪琪玩一下，小安干脆地说："不要。"

**2 能发起并保持与同伴的互动。**

√（示例）小叶来到水池边准备洗手，他拉了下袖子没有拉上去，于是对身边的豆豆说："帮我一下好吗？"豆豆帮他拉好后，小叶说："谢谢。"并接着说，"我也帮你拉吧。"

√（示例）游戏时间，点点做理发师，看到琪琪走过来，他对琪琪说："来剪头发吧，现在没人，不用等。"琪琪答应并坐下来，点点开始帮琪琪"洗头"。

**3 与同伴发生冲突或问题时能寻求成人帮助。**

√（示例）涵涵看见琪琪把"点心"一股脑都倒入蒸笼，对琪琪说："你不能这样做。"琪琪不理他。涵涵对老师说："老师，琪琪把点心混在一起了，怎么办？"

√（示例）小沈说："老师，有小朋友把我刚刚做好的车厢拿走了，他不还给我。"

**4 与固定的同伴建立起友谊。**

√（示例）春游中，宸宸拿出带来的海苔特意跑到妮妮身边递给她，在草地做游戏时他也说要和妮妮一组。

√（示例）这一两个星期，小宇和轩轩一直一起照顾班级里的小蜗牛，两人还商量着给小蜗牛带来了各种食物，给小蜗牛画了好几幅画。

**5 独立与同伴协商解决冲突。**

√（示例）排队的时候，萱萱想站在第一排，这时另一个小朋友也挤过来想站在第一排，萱萱对她说:"我们一起手拉手变成好朋友好吗?"

　　√ (示例)只剩下最后一个篮球了,天天和方方同时拿起篮球都说"是我先看到的"。两个人互相争抢了一会,天天说:"这样吧,咱俩石头剪刀布,谁赢了这球就给谁。"

# 指标与示例·第三部分【生活适应】

## 指向：健康习惯

● **观察点 3-1-1：健康习惯**

——对健康的认识及习惯养成

**1 理解和遵守在生活习惯方面的一些简单规则。**

√ （示例）吃饭前洗手，乐乐看着墙面上贴的洗手步骤图，握着大拇指认真地转着洗。

√ （示例）吃完饭，丹丹倒了一点水，学着老师的样子鼓起腮帮子"咕噜咕噜"漱口。

**2 乐意与小朋友们一起进餐，吃饭时津津有味。**

√ （示例）午餐时间，西西笑眯眯地看着对面大口吃饭的君君，说："你吃得真香啊，我也吃快一点！"

√ （示例）午餐时间，悦悦指着碗里的菜说"我都喜欢吃的"，然后舀了一大口送到嘴里。

**3 乐意参与运动，在运动中充分活动身体。**

√ （示例）室内运动，耀耀主动帮助老师摆放桌椅（设置"勇敢者道路"的情境），在摆放椅子（山谷）时，还提议将原本的 S 型弯道改成 L 型。

√ （示例）户外运动，邱邱扔完沙包之后迫不及待地去玩"赶球"，然后尝试了"背篓扔球"，玩得小脸红扑扑。

**4 生活作息基本形成规律。**

√ （示例）乐乐妈妈告诉老师，乐乐每晚都差不多在同一时间睡觉，早上几乎从来不赖床，一叫就起来了。

**5 关心自己的健康，了解一些有益健康、预防疾病的做法，并能主动去做。**

√ （示例）小禹每天午睡起来不用老师提醒就会去倒一点水喝，这似乎已经成了他的习惯。

√ （示例）午餐时候，欢欢肚子饿了，吃得狼吞虎咽。旁边的玥玥说："你吃得太快了，要细嚼慢咽才对身体好。我就是细嚼慢咽的。"

# 指向： 自理能力

## ● 观察点 3-2-1：日常起居

——对日常生活起居事项的熟悉和掌握

**0 配合成人对其的生活照料。**

**1 在成人的帮助或提醒下进餐、盥洗、入睡等。**

√（示例）午饭前，小宸来到厕所，老师帮忙脱下裤子后提醒他不要弄湿裤子，他小心地将身体往前靠近小便池。

√（示例）午饭时间，彤彤坐在餐桌前发呆，老师过来轻轻提醒她，彤彤看看老师，拿起勺子舀了一勺送进嘴里。

**2 根据自己的需要如厕、喝水。**

√（示例）希希一碗饭快吃完了，对保育员说："大妈妈，我还要。"

√（示例）哈宝喝了一杯水后，对身边的小朋友说："我还有点渴，我再去喝一杯。"他拿着杯子站到了队伍的后面，排队准备倒第二杯水。

**3 了解幼儿园常规活动安排，并能主动响应和配合。**

√（示例）运动结束后，思思来到厕所洗手擦脸，之后主动小便洗手。完成后又走到茶桶前，喝了半杯水。

√（示例）保育员盛饭时，林林的眼睛一直关注着，当保育员走到林林所在的小组时，她马上搬起小椅子走向自己的位置。

**4 做好在园日常起居的大部分事情，保持个人整洁。**

√（示例）杨杨将棉毛裤包在袜子里，然后将裤子在床上铺平，两条腿分别伸进去，把裤子拉上来后还将毛衣也束进裤子里，穿得整整齐齐。

**5 做好自己的事，并能在集体生活中照顾他人、参与服务。**

√（示例）毛毛洗好手，看见恺恺在很吃力地"包肚子"，主动说"我来帮帮你吧"，说完就上前去帮恺恺把棉毛衫掖好。

　　√（示例）美工活动结束，彤彤把自己桌上的材料一一收好，不声不响地帮邻桌整理，最后还主动把大家收拾出来的细碎垃圾一起丢到垃圾筐里。

# 指向： 安全自护

● **观察点 3-3-1：自我保护**

——与年龄相适应的安全知识和自我保护能力

**0 理解并遵从"不可以"的指令。**

**1 对成人经常告诫有危险的事，知道不能去做。**

√（示例）安全教育时，鹏鹏说："过马路时红灯不能走，绿灯才能走。"

√（示例）地面有些潮湿，轩轩说："妈妈说过不能跑，很危险。"

**2 记住简单的自救方法。**

√（示例）老师讲了小兔乖乖的故事，问小朋友们碰到危险怎么办，鑫鑫说："我们要找警察叔叔，要打 110。"

√（示例）角色游戏，陶陶扮演的是医生。游戏结束后老师问他："如果我在家生病了要怎么办呢？"陶陶回答："那你就打 120，我们就来帮助你。"

**3 主动回避自己意识到的危险。**

√（示例）小沐在跳绳，哲哲看到绳子甩过来了赶紧跑开。

√（示例）培培端起汤碗，感觉有些烫，就放下碗用小勺舀了一勺后吹一吹再喝。

**4 当遇到危险或受到侵犯时，能有效自救或寻求帮助。**

√（示例）毛毛的鼻子出血了，他马上去拿纸巾把鼻孔塞住，然后来找老师。

**5 能调整自身行为以规避突发的危险或主动做到不给他人造成危险。**

√（示例）户外运动，耀耀在练习跳绳。当其他小朋友靠近他时，他停下来说："你让一下，会打到你的。"

√（示例）户外活动，珊珊正在玩滑梯，乐乐突然跑来从滑道末端往上爬，珊珊立即双手抓住滑梯扶手让自己停下来，以免撞到乐乐。

# 后 记

因为一些机缘初涉幼儿健康领域时，其实我的状态是比较"封闭"的，对健康的理解也比较狭隘。所幸随着研究时间的拉长，我开始在原本认为的理所当然中捕捉到一些悄悄浮现却日渐紧迫的疑惑，继而在进一步的学习和反思中忽而解惑、忽而又遭遇新的困扰，再然后经过一段更长的时间，我感到好似头脑中对"健康"原有的旧知历经一番冲突打破后又慢慢重新建构起来——这番认知重构的过程俨然是皮亚杰理论的现实演绎！

事实上我想说的是，是研究帮助我逐渐"打开"。从概念开始，研究之路带我不断在时空上拓展认识。在时间维度上尝试追随人们理解"健康"的认识转变，在空间维度上则多次邂逅"健康"研究的新视角，特别是社会学研究从社会适应角度对"健康"概念的阐述等，更启发我从生态系统去思考幼儿健康问题，这与我原来的研究旨趣是极为契合的。在开始学习和从事学前教育工作之后，我很快迷上了生态系统理论，思考很多问题时都会不由自主进入环境、互动、关系的大框架中。我意识到，健康不仅是每一个个体孤立的身心体验，它与其他发展领域一样，也是主体在与环境互动的过程中不断变化发展的。由此，这种"打开"的状态带着我继续在健康研究的价值理念、学术理论、研究方法、实践观察等多个方面去学习、反思和吸收，常常既有探索无止境的新鲜与挑战，也有成长无边界的欣慰与满足。

"打开"，也是这本书的缘起。我非常感谢黄娟娟老师鼓励和支持我打开著书的新世界。在黄老师最初提议时，我几乎是毫无勇气面对这个挑战。没有黄老师的坚持和信任，我无法想象自己能最终完成。"打开"，也让这本书获得了更多观察思考的角度与智慧。我非常感谢为本书提供案例的合作伙伴们，他们是：普陀区武宁新村幼儿园黄峥老师、静安区常熟幼儿园陈蕾老师、宝山区康桥水都幼儿园张奇老师、黄浦区瑞金一路幼儿园张晨晨老师、奉贤区阳光幼儿园曹秀丽老师、杨浦区教育学院王韵老师。此外，还要感谢在我开展幼儿健康观察评估工具研究中共同参与的三所幼儿园的园长、老师和孩子们：普陀区武宁新村幼儿园、宝山区三花幼儿园、闵行区嘉臣爱伊幼儿园。我相信，不仅是纳入书中的案例片段，更是在每一次研讨中我们全力"打开"自己的互动，为这本书的完成注入了力量。

作为新手，在本书即将付印之际，我的内心既感到如释重负，也同时很有一些惶恐。无论是研究中可能存在的谬误，又或者是表达上的言不尽意，都恳请能得到读者们的批评指正。回首看，这本书起意于 2020 年，而这三年来，人类恰面临着前所未有的健康挑战，并进而深刻影响着我们生活的方方面面。健康命题的复杂性不言而喻！虽然本书并非应时而作，也远无法对当下的严峻问题作何回应，但我仍然由此感到幼儿健康研究的未来任重道远。

回顾整本书的架构——"视角"—"工具"—"发现"—"行动"—"反思"，我试图表达一种在理念引导下依托科学方法寻找规律、进而开展反思性实践的努力，这本身就包含着持续更新、螺旋向上的势能。我希望能带着这种"打开"的力量，继续在研究之路上去勇敢探索、发现和成长。

2022 年 8 月于酷热的申城